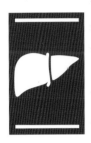

疑难感染病与肝病病例荟萃

主 编

潘 晨 李 芹 叶寒辉

副主编

林明华 高海兵 黄祖雄 韩荔芬

编 者（以汉语拼音为序）

敖 雯 陈丽霞 陈雅红 陈以甦 陈 玮 甘巧蓉 高海兵 官升灿

韩荔芬 黄祖雄 黄言谨 江晓燕 黎 环 李孝楼 林 春 林 恢

林 荆 林明华 林榕生 林升龙 林小钦 林 勇 刘宝荣 刘政芳

王玉海 原津津 张 美 郑 铃 钟 琳 周 锐 朱 灯

海峡出版发行集团 福建科学技术出版社
THE STRAITS PUBLISHING & DISTRIBUTING GROUP　FUJIAN SCIENCE & TECHNOLOGY PUBLISHING HOUSE

图书在版编目（CIP）数据

疑难感染病与肝病病例荟萃 / 潘晨，李芹，叶寒辉主编 . —福州：福建科学技术出版社，2020.12

ISBN 978-7-5335-6187-1

Ⅰ . ①疑… Ⅱ . ①潘… ②李… ③叶… Ⅲ . ①感染—疑难病—病案—汇编②肝疾病—疑难病—病案—汇编

Ⅳ . ① R4 ② R575

中国版本图书馆 CIP 数据核字（2020）第 123983 号

书　　名　**疑难感染病与肝病病例荟萃**

主　　编　潘晨　李芹　叶寒辉

出版发行　福建科学技术出版社

社　　址　福州市东水路 76 号（邮编 350001）

网　　址　www.fjstp.com

经　　销　福建新华发行（集团）有限责任公司

印　　刷　福建省地质印刷厂

开　　本　700 毫米 ×1000 毫米　1 / 16

印　　张　13.5

字　　数　221 千字

版　　次　2020 年 12 月第 1 版

印　　次　2020 年 12 月第 1 次印刷

书　　号　ISBN 978-7-5335-6187-1

定　　价　85.00 元

书中如有印装质量问题，可直接向本社调换

序 言
PREFACE

中国是一个肝病大国。乙型肝炎、丙型肝炎所导致的肝硬化、肝癌带给人们的危害性令人不安。近十多年来，随着中国经济的发展、生活方式的改变，酒精性肝病和非酒精性肝病的发病率也急剧攀升。此外，一些药物（包括中草药）对肝脏损伤的发病率也在肝病中占一定的比例。与此同时，随着医疗技术水平的不断进步、基因测序的开展，一些过去认为发病率较低的疾病和遗传代谢性肝病的诊断率有了大幅度的提高。

本书的内容包括一些常见的肝病、肝衰竭诊治的成功案例，又深入讨论了较为少见的肝病及多种遗传代谢性疾病。每个疾病以真实的病案为例，引发读者思考，并对该病的基础与临床、鉴别诊断做重点介绍。介绍过程中对原先病案的诊疗过程加以剖析，最后以归纳性点评收尾。书末附英文缩略词对照表，方便读者参考。

　　本书汇集了我院复杂肝病、感染性疾病、罕见病、遗传性肝病等各类疑难病例的分析举例，体现了老、中、青三代传染病医务工作者的敬业精神和专业智慧，也锻炼了一批年轻医师的队伍，总结了临床诊疗感染病及肝病的思路和方法。希望对广大从事传染病、肝病领域的医务人员有所启迪和获益。对临床医师来说，本书不失为一本既有实用价值，又助于提升学科专业知识的好书。

　　我很慎重地把这本书推荐给广大读者，冀望大家可以从中获益。

潘晨

福州市传染病医院

原院长、二级教授

2020 年 4 月于福州

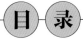

目 录
CONTENTS

第一部分

肝病

病例 ❶

以多脏器功能衰竭为表现的淀粉样变

内容提要

● 淀粉样变性是一种较少见的全身代谢性疾病，系由于免疫球蛋白碎片形成一种高度不溶解的含有硫酸软骨素蛋白质和多糖复合物（淀粉样物质）在血管壁和各器官组织中大量沉积，并致器官组织结构破坏和功能异常的疾病。

● 主要累及肝、脾、肾、心血管、胃肠道等，分原发和继发两种，确诊有赖于组织活检及特殊染色。

● 早期诊断较困难，漏诊率和误诊率极高，应引起临床医师关注。

病史摘要

患者，男性，50岁，经商，因"乏力、食少、尿黄20余天，眼黄5天"于2015年1月4日入院。于入院前20余天出现乏力、食少、尿黄症状，在外院予保肝治疗效果不佳；病情进一步发展，5天前出现尿黄，黄疸继续加深，遂转诊我院。46天前曾因（胸闷、气促、咳嗽）就诊外院，考虑"肥厚型心肌病"予治疗，治疗过程中曾出现"呕血、排黑便"，行胃镜检查：食管隆起性病变（血肿？）。

既往史 近2年，频繁出现"口腔血疱"，否认饮酒史及服用损肝药物史。

入院体格检查 一般情况尚可，神清，精神差，皮肤、巩膜重度黄染，未见肝掌及蜘蛛痣，双肺呼吸音低，未闻及啰音，心脏听诊无异常，腹平软，全腹无压痛及反跳痛，肝脏右肋下及剑突下约5cm处可触及肿大，质中，表面光滑，边缘钝，触痛明显，脾肋缘下未触及，肝浊音界存在，肝区轻叩痛，腹部移动性浊音可疑阳性，双下肢轻度凹陷性水肿，扑翼样震颤阴性。

辅助检查 血常规：Hb 93g/L。粪便常规（－）。尿常规：胆红素3+，蛋白2+，肾功能（－）。hs-cTnI 0.35μg/L，BNP 1.1×10^4pg/mL，AFP（－）；HBsAg（－），anti-HCV（－），HAV-IgM、HEV-IgM及HEV-IgG（－），CMV-DNA（－），anti-HIV、RPR（－），自身抗体全套（－）。

IL-6 16.62pg/mL，PCT 0.232ng/mL。甲状腺功能：Tsh 6.81μU/mL，T_3 0.825nmol/L，T_4 56.28nmol/L，fT_3 2.31pmol/L，fT_4 9.35pmol/L。特定蛋白：IgG 5.44g/L，CRP 8.28mg/L，TRF 1.78g/L，余均正常。

常规心电图：Ⅱ、Ⅲ、aVF、V1- V3 呈 QS 型；心脏彩超：左心室壁明显增厚，左、右心房增大，三尖瓣反流Ⅱ度伴肺动脉高压（轻度），心包积液（少量）。

胸部 CT 平扫：①双肺斑条影，考虑炎症改变。②纵隔淋巴结肿大。③心包少量积液。④双侧胸腔少量积液。

腹部彩超：①肝大，肝内回声粗（肝左叶 11.9cm，厚径 7.5cm，右叶厚径 15.5cm，斜厚径 18.9cm，肝内回声密集、增粗，分布尚均匀，肝内管道走向清晰，门静脉主干内径约 1.2cm）。②胆囊壁水肿，胆囊沉积物。③脾轻度肿大。④右肾结石，双肾实质回声增强，请结合临床。⑤前列腺增大伴钙化灶。⑥肝门区周围淋巴结肿大。⑦腹水。⑧双侧胸膜腔积液。⑨胰腺所见部分、双侧输尿管、双侧肾上腺区、膀胱、下腔静脉肝后段与腹主动脉所显示段未见明显异常。

初步诊断 入院后考虑：①肝功能异常原因待查。②肥厚型心肌病。③心功能不全。④心功能Ⅲ级。予保肝、退黄，以及对症支持治疗，经治疗，肝功能进一步恶化，并出现肾功能、心功能等多系统功能衰竭，先后行 2 次 PD、1 次 PE 及 3 次 CRRT，除外其他引起肝功能损害的原因后，考虑淀粉样变性可能性大。明确诊断 1 月 17 日行肝穿术，肝穿病理回报：肝淀粉样变。病理描述：①镜下描述（HE 和网纤染色）。肝小叶结构尚存，肝细胞淤胆（+~++），毛细胆管淤胆（++），肝窦内可见条索状分布的粉染的淀粉样沉积，肝索显著萎缩；汇管区约（2 个），汇管区间质及部分血管壁内可见淀粉样物质沉积。②免疫组化染色。CK7、胆管上皮细胞（+），祖细胞（-）。③特殊染色结果。刚果红染色示淀粉样物质沉积。证实淀粉样变性的诊断。病情继续进展，于 1 月 27 日多脏器功能衰竭，家属要求出院，出院后当日在家死亡。

问题：如何诊断

肝功能异常病因有病毒性肝炎、药物性肝炎、自身免疫性肝病、脂肪性肝病、遗传代谢性肝病等。就此例而言，首先我们得做进一步的问诊、仔细的体格检查和初步的实验性检查。患者为中年男性，既往无慢性肝炎病史，否认饮酒史和服用损肝药物史，查体肝脏肿大明显，入院后查常见肝炎病原学检测均阴性，自身抗体全套均阴性，血 CER 正常，既往体健。一个月余时间内，先后出现多个系统的问题，就诊多个科室，初起症状有胸闷、气促，就诊心内科，予抗感染治疗后症状稍改善，之后出现消化道出血，就诊消化科行胃镜检查发现食管多发血肿，继之出现肝功能损害，甲状腺功能异常，病情继续进展最后出现肾功能损害，入院后行肝活检确诊为淀粉样变性。本例的诊断首先依据入院后全面的体检和常规的辅助检查，最后的确诊依赖活检病理，说明对多系统损害的患者组织活检颇为重要。

　　淀粉样变性可累及全身多个系统和器官，当累及肝脏时，可引起肝损害，包括肝脏肿大、肝功能异常，甚至发生肝衰竭，本例患者上述表现均有。文献报道，淀粉样变性临床表现不一，缺乏特异性，早期诊断较困难，误诊率及漏诊率极高，临床中应提高对淀粉样变性的认识，对于不明原因的全身单系统或多系统的损害，应考虑该病的可能，必要时可多次多部位的组织病理活检，可减少误诊和漏诊。

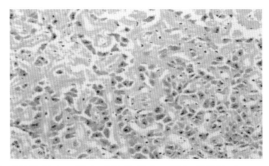

镜下描述（HE 和网纤染色）：肝小叶结构尚存，肝细胞淤胆（+~++），毛细胆管淤胆（++），肝窦内可见条索状分布的粉染的淀粉样沉积，肝索显著萎缩；汇管区约2个，汇管区间质及部分血管壁内可见淀粉样物。

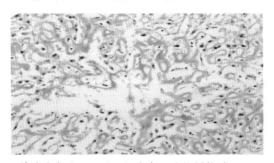

特殊染色结果：刚果红染色示淀粉样物质沉积。

淀粉样变性

淀粉样变性（amyloidosis）是由多种原因造成的淀粉样物在体内各脏器细胞间的沉积，致使受累脏器功能逐渐衰竭的一种临床综合征。其特点为淀粉样蛋白物质在组织中沉积，可以沉积在局部或全身，皮肤、脂肪、肌肉、关节、心脏、肾脏、消化道、内分泌腺、肝脾等均可沉积。病程可呈良性或恶性，病因分为原发性和继发性，继发性病因可能是自身免疫性疾病、慢性炎症性疾病、遗传病或肿瘤，其症状决定于原有疾病及淀粉样物质沉积的部位和沉积量。淀粉样物质是蛋白样物质，遇碘时可被染成棕褐色，再加硫酸后呈蓝色，与淀粉遇碘时的反应相似，故称之为淀粉样变。淀粉样变为大量的各种可溶性纤维、可溶性蛋白（淀粉样）沉积在组织而损伤正常的组织功能。

一、淀粉样变性的临床表现

该病的临床表现呈多样化，因淀粉样变的沉积范围、程度及部位而异。全身性淀粉样变性患者常见非特异性症状：乏力、体重减轻、水肿、消化不良，全身组织器官均可罹患淀粉样变性并可出现相应表现。

肾脏：肾脏损害常为不可逆性，可表现为不同程度的蛋白尿、血尿，直至肾衰竭。

肝脏：受累十分常见，常表现为严重肝脏肿大，肝功能异常，淤胆少见，偶有门脉高压存在，出现食管静脉曲张和腹水。

心脏：淀粉样变以心脏受累为主，常有心脏扩大、心律失常、传导阻滞，可呈缩窄型心肌病表现，晚期常因心力衰竭死亡。

胃肠道：表现由淀粉样物质的直接沉积或相应自主神经受累所致，可表现为功能障碍、溃疡、出血、腹泻或梗阻，巨舌有特征性但少见。

神经系统：以外周神经（如腕管综合征）与自主神经功能障碍为主要表现。

皮肤、黏膜：皮肤、黏膜常受累及，但多无临床表现，轻度高出皮面的蜡样丘疹或斑块较具特征性。

呼吸系统：临床常无症状，少数可表现为上呼吸道梗阻性病变及肺间质改变。

二、淀粉样变性的诊断和治疗

（一）诊断

根据上述描述的症状体征可以对淀粉样变性进行初诊，只有依靠活检才能确诊，组织切片刚果红染色可见特征性的绿光双折射（偏光镜）或红绿双折射（交叉极化光镜）。腹部皮下脂肪抽吸和直肠黏膜活检是最常用的筛查方法，皮肤与牙龈活检亦较常见，上述诊断阳性率80%，重要受累器官（如心、肝、肾）的活检应慎用。

（二）治疗

对症治疗：针对原发病而防止淀粉样变性产生，淀粉样变性本身是对症治疗，肾淀粉样变性的患者可进行肾移植，存活期较其他肾病长，但早期的死亡率较高。淀粉样变性最终会在供体肾内复发，但有些移植者可存活10年。

药物治疗：有泼尼松、美法仑或泼尼松、美法仑、秋水仙碱等。

其他治疗：①干细胞移植计划尚有争议。②洋地黄可用于淀粉样心脏病可能出现心律失常的患者中，但需谨慎使用。③心脏移植已取得成功，需严格选择患者。④秋水仙碱用于防止家族性地中海热患者的急性发作，且显示经治疗后无新的淀粉样物质出现，淀粉样变性呈下降趋势。⑤应用转变的转甲状腺素，肝移植切除突变蛋白的合成部位对遗传性淀粉样变性进行治疗已取得很好的疗效。

三、淀粉样变性的预后

本病预后较差，有临床症状者存活仅3~5年，出现肾病综合征者存活仅1年左右，大多死于心、肾衰竭和肺炎等继发感染，近年经肾移植后预后已有好转。影响预后的最重要因素是心脏所累。局限性者则寿命不受影响。

参考文献

[1] 邓家栋.临床血液学［M］.上海：上海科学技术出版社，2001：1103.

[2] 陈颢珠.实用内科学［M］.14版.北京：人民卫生出版社，2013：2671-2672.

[3] Robert A Kyle. Amyloidosis: a convoluted story［J］.Br J Haematol, 2001, 114（3）: 529-538.

[4] 赵新颜，贾继东，王宝恩，等.30例淀粉样变性患者的临床特点分析[J].中华肝脏病杂志，2005，13（1）：42-44.

[5] 李晓亮，刘韶华，黄娜，等.淀粉样变性75例临床分析[J].临床荟萃，2010，25（7）：598-599.

[6] DA FONSECA E O, FILHO P J, DA SILVA L E, et al. Epidemiolosical, clinical and laboratorial profile of renal amyloidosis a 12-year retrospective study of 37 cases[J]. J Nephropathol, 2015, 4（1）：7-12.

[7] MCMAHAN Z H, SAILORS J I, TOTO T, et al. Systemic amyloidosis presenting as chronic diarrhea in a patient with ankylosing spondylitis [J] Clin Rheu Matol, 2010, 16（1）：22-25.

[8] 程范军.淀粉样变性的诊断与治疗[J].临床血液学杂志.1999（01）.

（朱 灯 陈丽霞 林 恢）

专家点评

原发性轻链型淀粉样变（primary light chain amyloidosis，pAL）是一种多系统受累的单克隆浆细胞病，其临床表现多样化，发病率较低，诊断和治疗都比较困难。pAL 是一种由具有反向 β 折叠结构的单克隆免疫球蛋白轻链沉积在器官组织内，并造成相应器官组织功能异常的系统性疾病。

诊断标准

（1）具有受累器官的典型临床表现和体征。

（2）血、尿中存在单克隆免疫球蛋白。

（3）组织活检可见无定形粉染物质沉积，且刚果红染色阳性。

（4）沉积物经免疫组化、免疫荧光、免疫电镜或质谱蛋白质组学证实为免疫球蛋白的轻链沉积。

（5）除外多发性骨髓瘤、华氏巨球蛋白血症或其他淋巴浆细胞增殖性疾病。

受累器官可为肾脏、肝脏（十分常见）、心脏、胃肠道、神经系统、皮肤黏膜和呼吸系统。

肝脏：可以有轻微肝区不适或疼痛，但多数患者可无症状，往往是体检时发现异常。影像学可以发现肝肿大、血清胆管酶（例如碱性磷酸酶和谷氨酰转肽酶）升高。疾病晚期可以出现胆红素增高和肝衰竭。

组织活检：组织活检发现刚果红染色阳性的无定形物质沉积是诊断淀粉样变的金标准。受累器官（例如肾脏、心脏、肝脏和周围神经）的活检有着较高的诊断阳性率。

治疗：理想的治疗目标是获得器官缓解，核心治疗是抗浆细胞治疗，目前尚无标准的治疗方案推荐。

一线治疗

（1）外周血自体造血干细胞移植。

（2）硼替佐米联合地塞米松，或硼替佐米联合环磷酰胺、地塞米松，或硼替佐米联合美法仑、地塞米松，不推荐硼替佐米和阿霉素的联合用药。

（3）加强支持疗法对症处理。

（潘　晨）

病例 ②

以反复肝功能异常为表现的血色病

内容提要

● 遗传性血色病（hereditary hemochromatosis, HH）是一种由人体先天性铁代谢紊乱所致，过多的铁沉积于肝脏、胰腺、心脏、肾脏、性腺、关节、骨髓、皮肤等器官，从而造成这些器官结构和功能的损害，以肝硬化、皮肤色素沉着及糖尿病为典型临床表现。

● HH 在北欧人群中常见（约 5/1000 即有携带 HH 相关基因突变），而在中国为罕见病，很多医师对其认识不足，常常导致漏诊或者误诊。

病史摘要

患者男性，37 岁，以"反复肝功能异常 5 年"为主诉于 2016 年 4 月 8 日入院。5 年来不定期复查肝功能 ALT 波动于 60~70U/L，AST 波动于正常至 60U/L 之间，无不适。在外院诊断不详，经保肝治疗后肝功能仍反复。入院前 2 天外院查血清铁 47.55μmol/L，铁蛋白 1500μg/L；肝脏 MR 提示肝实质信号弥漫性减低，考虑含铁血黄素沉积，为进一步诊治转诊我院。

既往史 无特殊。

入院体格检查 T 36.3℃，P 80 次 / 分，BP 96/69mmHg。神志清楚，可见肝掌，胸前可见一枚蜘蛛痣，心肺听诊无异常，腹肌软，全腹无压痛及反跳痛，肝脾肋下未触及，移动性浊音阴性。

辅助检查 入院后查血、尿、粪常规及凝血功能均正常。生化：ALT 113U/L，AST 121U/L，LDH 247U/L，Fe 34.3μmol/L，余项正常；TRF 1.43g/L（2.15~3.7g/L）；SF 1650ng/mL；AFP、CEA 正常。甲戊丙丁乙肝病原学均阴性；自身抗体阴性；铜蓝蛋白正常；EBV-DNA、CMV-DNA 均低于检测下限。肺部 CT 平扫：①双肺纹理稍增多、增粗。②纵隔淋巴结钙化。心电图：各波未见明显异常；肝弹性检测 16.8kPA。腹部彩超：①肝内回声粗伴轻度脂肪浸润改变，请结合临床。②左肝低回声区（血管瘤？），建议复查。③右肝小囊肿。④胆囊壁毛糙。⑤脾大。⑥胰腺所见部分、双肾、双侧输尿管、双侧肾上腺区、膀胱、前列腺、下腔静脉肝后段、腹主动脉所显示段未见明显异常。⑦肝门区及腹腔大血管周围未见明显肿大淋巴结。⑧未见腹水。

问题：如何诊断

　　该患者反复肝功能异常，肝炎病原学阴性，血清转铁蛋白、铁蛋白均升高，外院肝脏 MR 提示肝实质信号弥漫性减低，考虑含铁血黄素沉积。故应高度怀疑血色病可能。

诊疗经过

　　入院后予以行肝穿刺术，病理提示重度含铁血黄素沉着伴早期肝硬化形成趋势，组织学形态符合遗传性血色病，必要时建议行基因检测进一步明确。故进一步基因检测提示 IVS2+4T-C 杂合点突变，属于致病点突变。故明确诊断遗传性血色病。

血色病

　　血色病（haemochromatosis）是指肝脏、胰腺、心脏和其他器官因大量铁沉积导致器官功能损害和结构破坏的疾病，按病因分为遗传性血色病和继发性血色病两大类。遗传性血色病（hereditary haemochromatosis，HH）是与组织器官内铁沉积相关的疾病，铁沉积会导致肝硬化、心力衰竭、糖尿病和关节炎等，并且有发展为肝细胞癌的可能。

一、HFE 相关遗传性血色病

　　1996 年发现的人白细胞抗原相关血色病基因（HLA-linked haemochromatosis gene，HFE gene）位于第 6 号染色体的短臂。第 6 号染色体两个等位基因均出现 C282Y 变异，为纯合子状态（282Y/C282Y）；或一条染色单体发生 C282Y 变异，另一条发生 H63D 变异，为杂合子状态（C282Y/H63D）。2011 年美国肝病研究学会血色病诊断及治疗指南认为，85%~90% 遗传性血色病患者为 C282Y/C282Y 纯合子，C282Y/H63D 杂合子或 C282Y/S65C 杂合子只占一小部分，其余 10%~15% 为非 HFE 基因相关遗传性血色病，如转铁蛋白受体、膜铁转运蛋白基因变异等。本例中检测发现的 IVS2+4T-C 杂合点突变，是位于 HFE 基因第 2 内含子的限制性内切酶识别区的突变，导致基因转录剪切受到影响，可产生轻微的表观改变或与其他致病突变一起发生连锁不平衡，被认为是 HH 产生的原因之一。

目前认为第 1 阶段仅基因异常，没有铁储积增加，此类患者有"遗传敏感性"；第 2 阶段是具有基因异常和铁过载表型表达的证据，但尚无组织或器官损伤；第 3 阶段是具有基因异常及铁过载，并有一定程度的铁沉积导致的组织和器官的损伤。

二、非 HFE 相关遗传性血色病

非 HFE 相关遗传性血色病较少见，占遗传性铁过载疾病的 15% 或更少。包括幼年型血色病（juvenile hemochromatosis）、转铁蛋白受体 2（transferrin receptor-2, TfR2）基因突变及膜铁转运蛋白 SLC40A1 基因突变导致的血色病，分别被称为 2 型、3 型及 4 型血色病。

需要说明的是，具有上述基因突变的人，也仅能认为是容易发生铁质沉积，并逐渐发展至一系列严重的多脏器损害，目前仍不能准确预测这些基因突变是否一定会引发疾病，以及会对机体产生多大程度的影响。

三、HH 与肝病

肝脏是体内一个重要的代谢器官，在糖、脂肪、蛋白质、维生素、激素和金属等物质的代谢中起重要作用，具有多种解毒功能。HH 导致铁在肝脏内过度堆积是引起肝细胞损害的主要原因。在严重的 HH 患者中，其肝脏病理常可发现肝脏纤维化和肝硬化。大量的肝内铁过载的实验研究表明，铁相关的氧化反应和肝细胞内线粒体、微粒体和溶酶体的膜相关功能受损，是引起肝细胞损害的主要机制。其中一种解释是：铁离子诱导的肝细胞内脂质氧化还原反应，造成了肝细胞的损害甚至死亡。库普弗细胞变成激活后的副产物，从受损害的铁过载肝细胞中释放出来，从而生产出大量促纤维蛋白形成因子，这些因子又反过来激活肝脏星状细胞合成胶质蛋白，促使肝脏内胶原蛋白增多，最终导致病理性肝脏纤维化的发生。

四、诊断

HH 患者通常无临床症状，特别是早期。即使有临床症状，一般也不明显并且是非特异性的。早期症状包括乏力、嗜睡、关节痛和性能力受损，晚期症状包括关节痛、骨质疏松、肝硬化、肝癌、心肌病、心律失常、糖尿病和性功能减退等典型的肝硬化、糖尿病和青铜色皮肤色素沉着的临床三联征也很少存在。

1. 临床表现

HH 临床表现

HH 患者的临床症状	
无症状	
	1. 生化检测提示血清铁代谢异常
	2. 肝功能指标异常
	3. 家族筛查中发现
非特异性，全身系统症状	
	1. 虚弱
	2. 乏力
	3. 嗜睡
	4. 神情淡漠
	5. 体重减轻
特异性，靶器官相关症状	
	1. 腹痛（肝脏肿大）
	2. 关节痛（关节炎）
	3. 糖尿病（胰腺）
	4. 闭经（肝硬化）
	5. 性欲减退、勃起功能障碍（垂体、肝硬化）
	6. 充血性心力衰竭（心脏）
	7. 心律失常（心脏）

2. **实验室检查**　主要的实验室检查包括血清铁蛋白水平（serum ferritin，SF）和转铁蛋白饱和度（transferrin-iron saturation，TS），当转铁蛋白饱和度（即血清铁除以总铁结合力）连续两次大于 45% 时，需怀疑 HH。若 SF 和 TS 任一指标异常，则需进行 HFE 基因突变检测。正常的铁蛋白水平及转铁蛋白饱和度小于 45%，阴性预测值为 97%。铁蛋白大于 1000μg/L 时，对于进展期肝纤维化和肝硬化是一个良好的预测因子。

HH 实验室检查

检查指标	正常	HH 患者	
		无症状者	有症状者
血液检测			
血清铁（μg/dL）	60~80	150~280	180~300
转贴蛋白饱和度 TS（%）	20~50	45~100	80~100
血清铁蛋白（μg/L）			
男性	20~200	150~1000	500~6000
女性	15~150	120~1000	500~6000
肝脏检查			
肝脏铁密度			
μg/g 干体重	300~1500	2000~10000	8000~30000
μmol/g 干体重	5~27	36~179	140~550
肝脏铁指数 *	< 1.0	1.9	1.9
肝脏组织学			
普鲁士蓝染色	0~1+	2+~4+	3+~4+

$$* \text{肝脏铁指数计算公式：} \text{肝脏铁指数} = \frac{\text{肝脏铁密度（μmol/g，干体重）}}{\text{年龄（年）}}$$

随着基因检测技术的发展和认识的加深，肝脏铁指数的实用价值已降低。

3. 病理诊断 肝活检病理表现为：细小的铁颗粒主要沉积在胆管上皮细胞，浓度从肝小叶中央向外呈梯度降低；当高浓度的铁引起肝细胞坏死时，间叶组织中可见铁颗粒。此种情况应首先排除因骨髓无效造血导致的继发性铁过载性贫血，同时排除肝硬化晚期，表现为铁主要沉积在肝结节、纤维组织、胆管壁，而血管壁中未见铁颗粒。

根据铁沉积在细胞和小叶内的分布可分为 3 种类型：①实质铁沉积。主要发生在肝细胞内铁诱导细胞坏死后，疾病晚期间质内也可能存在。②间质铁沉积。铁沉积在肝窦细胞（主要是库普弗细胞）和（或）汇管区吞噬细胞，载铁细胞或孤立或聚集成簇，无小叶系统性分布。当肝细胞被累及时，肝细胞内铁沉积粗糙、稀疏，位置邻近载铁吞噬细胞。③混合铁沉积。具有前面两型的组织学特点，主要见于较复杂的状况或大量铁过载。

HFE 血色病相关的肝硬化类似于胆汁性肝硬化，由大的纤维间隔组成，含有血管结构。这可能会解释为什么门脉高压和肝衰竭在 HFE 血色病中较罕见。

4. AASLD 指南推荐　2011 年 AASLD 发表的血色病诊疗指南中，提出如下建议：①对于铁检测异常的患者，即使没有症状，也要评估有无血色病 - 对所有肝病患者，都应评估有无血色病。②对于 C282Y 纯合子或复合杂合子患者，如果 ALT、AST 水平升高或者铁蛋白 > 1000μg/L，建议行肝活检组织学检查，对肝病程度进行分期。③对于具有铁过度沉积显性标志物的患者，如果不是 C282Y 纯合子或复合杂合子，建议采用肝活检进行诊断和协助判断预后。

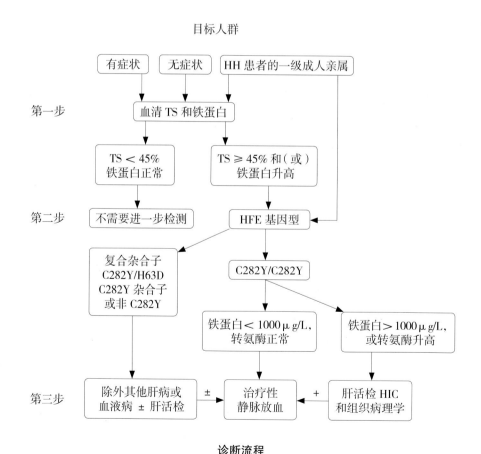

诊断流程

五、治疗

对于血色病和铁过度沉积的患者，应该每周进行治疗性静脉放血（只要能够耐受）。目标是铁蛋白水平降至50~100μg/L。

对于铁蛋白水平升高（但是＜1000μg/L）的C282Y纯合子患者，没有显著肝病表现（ALT、AST升高）时，不需要肝活检，即可给予静脉放血治疗；铁过度沉积引起终末期器官损害的患者应接受定期的静脉放血，治疗目标是铁蛋白水平降至50~100μg/L。

在治疗期间，并非必须调整饮食，但应避免补充维生素C和铁剂；对于血色病和铁过度沉积的患者，应进行铁再积聚的监测，给予静脉放血维持治疗。目标是铁蛋白水平降至50~100μg/L。

对于非HFE铁过度沉积、肝脏铁含量升高的患者，建议给予静脉放血治疗；对红细胞生成障碍综合征或慢性溶血性贫血等铁过度沉积的患者，建议给予甲磺酸去铁胺或地拉罗司等铁螯合剂。

参考文献

[1] 孙磊，刘红刚.原发性血色病临床病理诊断研究进展［J］.中国肝脏病杂志（电子版），2016，8（4）：17-21.

[2] 管宇，安鹏，张竹珍，等.血色病的临床与基础研究进展［J］.生命科学，2012，24（8）：775-784.

[3] PIETRANGELO, A. Hereditary hemochromatosis—a new look at an old disease. New England Journal of Medicine, 2004, 350（23）：2383-2397.

[4] BACON B R, ADAMS P C, KOWDLEY K V, et al. Diagnosis and management of hemochrom-atosis: 2011 practice guideline by the American Association for the Study of Liver Diseases. Hepatology, 2011, 54（1）：328-343.

[5] SUN L, WANG P, ZHANG L, et al. Association between hepatic iron deposition, and serum bilirulin levels, mutations of UGT1A1 and HFE gene in patients with hereditary unconju-gated hyperbilirubinemia. Int J Clin Exp Pathol, 2016, 9（3）：3313-3321.

（林升龙　高海兵　林明华）

专家点评

血色病是肝脏、胰腺、心脏和其他器官因大量铁沉积导致器官功能损害和结构破坏的疾病，按病因分为遗传性和继发性两大类。该患者反复肝功能异常，常见肝炎病原学阴性，血清转铁蛋白、铁蛋白均升高，外院肝脏 MR 提示肝实质信号弥漫性减低，考虑含铁血黄素沉积。故应考虑血色病可能，最后经肝组织病理及基因检测明确。对于临床医生来说，还需要进一步鉴别该疾病原发性还是继发性，继发性血色病还需对原发疾病进行诊治。

（林明华）

病例 ③

以肝硬化为表现的原发性骨髓纤维化

内容提要

● 原发性骨髓纤维化（primary myelofibrosis，PMF）是以骨髓弥漫性纤维组织增生为主要病理改变的一种骨髓增殖性疾病。

● 临床资料表明将近有 50% 的 PMF 伴有肝静脉压力梯度的升高，同时约有 10% 的患者可发展为门静脉高压（portal hypertension，PHTN），这类患者可以表现为肝脾肿大、腹水、食管胃底静脉曲张等门静脉高压表现，加之影像学可表现为肝脏不均质肿块，故容易被误诊为肝硬化（误诊率高达 75%）。

● 本例患者最初诊断为肝硬化，后依据相关临床检查及骨髓活检结果，修正诊断为 PMF。

病史摘要

患者女性，27 岁，以"反复乏力、腹胀 1 年"为主诉于 2015 年 6 月 16 日入院。患者 1 年来反复乏力、腹胀，在外院就诊（具体不详），症状反复，入院前 1 天就诊某三甲医院。门诊查肝功能：ALB 42.7g/L，TBil 54.1μmol/L，DBil 24.6μmol/L，ALT 26U/L，AST 38U/L，GGT 58U/L，ALP 109U/L。血常规：WBC 21.97×10^9/L，NE 18.2×10^9/L，Hb 146g/L，PLT 344×10^9/L。乙肝两对半定性：HBsAg、HBeAb、HBcAb 阳性，余阴性。腹部彩超：肝硬化、巨脾、门静脉主干及左右支显示不清，脾门上方、胃壁旁迂曲管状回声（食管–胃底静脉迂曲扩张？），考虑"肝硬化"，为进一步诊治转诊我院。

既往史 5 年前体检发现 HBsAg 阳性。

入院体格检查 生命征正常，面色晦暗，发育正常，神志清楚，皮肤、巩膜轻度黄染，未见肝掌、蜘蛛痣。肝右肋下 3cm 可触及，剑突下 5cm 可触及，质中，表面光滑，边缘钝，无触痛。脾左肋下可触及：第 I 线 8cm、第 II 线 12cm、第 III 线 4cm，质中，表面光滑，边缘钝，无触痛。未见腹壁静脉曲张，移动性浊音阴性，双下肢无水肿。

辅助检查 入院后查肝功能：ALB 39g/L，GLO 25g/L，TBil 64.2μmol/L，DBil 24μmol/L，ALT 28U/L，AST 38U/L，GGT 58U/L，ALP 122U/L，LDH 511U/L，HBDH 402U/L。血常规：WBC 20.77 × 10^9/L，NE 18.05 × 10^9/L，Hb 144g/L，PLT 304 × 10^9/L。凝血功能：PT 20.1s，PTA 48%，D- 二聚体 460ng/mL。乙肝两对半定量（稀释）：HBsAg（稀释）2.61U/mL，抗 -HBc 抗体 9.49S/CO，抗 -HBe 抗体 0.02S/CO 阳性，HBV-DNA 定量 < 500U/mL；甲丙丁戊肝病原学阴性；自身抗体阴性。甲状腺功能正常。

上腹部 MR 平扫 + 增强：①肝内多发异常信号影（7.8cm × 5.2cm），部分可见强化，恶变待排，建议 AFP 及 MR 密切随访复查。②门静脉主干及其分支显示纤细，门静脉海绵样变，肝内静脉未见明确显示，下腔静脉显示尚可，详请结合临床。③考虑结节性肝硬化，脾大，食管下段 - 胃底静脉、脾静脉及脐静脉曲张，少许腹水。④胆囊壁增厚。肝脏超声造影：左肝类等回声结节，动脉期呈高增强，门脉期及延迟期呈稍高增强（良性病灶可能性大），请结合临床，建议密切随访；左右肝交界处类等回声结区：动脉期未见明显高灌注，建议定期复查。

初步诊断 ①乙型肝炎肝硬化失代偿期静止期。②门静脉高压。③巨脾。④食管 - 胃底静脉迂曲扩张（？）。

问题：患者是否符合肝硬化诊断标准

支持肝硬化诊断依据：①患者有乙肝基础。②影像学提示肝硬化、巨脾，并有门静脉高压表现。

不支持肝硬化诊断依据：①患者肝功能提示 ALB 正常。②血常规 WBC、PLT 均明显升高，不符合脾功能亢进表现。③计算 APRI=0.276。

诊疗经过

入院后予舒肝安、脱氧核苷酸、门冬氨酸鸟氨酸等保肝，抗纤 I 号抗肝纤维化，复方谷氨酰胺保胃，地衣芽孢杆菌调节肠道菌群等治疗。并追问病史，患者诉 3 年前曾于当地医院查血常规提示"血小板明显升高"（未见报告单）。结合患者病史、查体及辅助检查，需排除血液系统疾病可能，与患者充分沟通后，患者同意接受骨髓穿刺 + 活检。2015 年 6 月 19 日，我院行骨髓穿刺术，术中未抽出骨髓（干抽）。2015 年 6 月 23 日，外送福建医科大学附属协和医院行骨髓穿刺术，检查结果回报，骨髓常规：骨髓象提示粒系增生明显；骨髓病理：（髂后）骨髓增生极度活跃（85%）；粒红比例大致正常，中幼以下阶段为主；巨细胞增生，个大，分叶多；淋巴细胞、浆细胞、组织细胞散在；网状纤维+++。倾向慢性骨髓增殖性肿瘤伴骨髓纤维化，请结合JAK2V617F基因监测，必要时可行免疫组化染色协助分析。

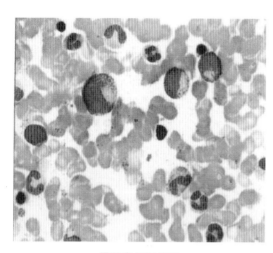

骨髓常规和病理

髓片

取材一般，涂片一般，染色良好。

（1）骨髓有核细胞增生活跃，粒系占65.50%，红系占26.50%，粒：红=2.47:1。

（2）粒系增生，中性晚幼粒细胞比例减低，中性分叶核粒细胞比例增高。

（3）红系增生，以中晚幼红为主，成熟红细胞同血片。

（4）淋巴细胞比例减低。

（5）单核细胞分类未见。

（6）全片见巨核细胞63个，血小板常见。

（7）未见血液寄生虫。

血片

涂片一般，染色良好。白细胞总数增高，中性分叶核粒细胞比例增高。成熟红细胞大小、形态、着色大致正常，血小板常见，寄生虫未见。

NAP染色：阳性率99%，积分317（5+，21++，22+++，51++++）。

考虑诊断

①骨髓增殖性肿瘤：原发性骨髓纤维化（？）。②非活动性HBsAg携带者。③门静脉海绵样变。④门静脉高压征。⑤腹水。⑥巨脾。⑦食管下段-胃底静脉、脾静脉及脐静脉曲张。⑧胆囊息肉（？）。建议转血液科进一步诊治。

2015年6月29日复查肝功能：ALB 38g/L，GLO 23g/L，TBil 51.3μmol/L，DBil 22.6μmol/L，ALT 30U/L，AST 41U/L，GGT 62U/L，ALP 124U/L，LDH 472U/L，HBDH 380U/L。血常规：WBC 19.48×10^9/L，NE 16.26×10^9/L，Hb 144g/L，PLT 300×10^9/L。凝血功能：PT 20.9s，PTA 45%，D-二聚体620ng/mL。患者转外院进一步诊治。

骨髓增殖性肿瘤和原发性骨髓纤维化

骨髓增殖性肿瘤（myeloproliterative neoplasms，MPN）是一组克隆造血干细胞疾病，表现为髓系（粒、红、巨核或肥大）细胞一系或多系增殖。临床表现为外周血一种或多种血细胞增多，脾肿大、出血倾向、血栓形成及髓外造血，进展缓慢，但可发生急变、骨髓纤维化及无效造血，最后转变为急性白血病。原发性骨髓纤维化（primary myelofibrosis，PMF）是 MPN 的一种，主要表现为骨髓中巨核细胞和粒细胞显著增生伴反应性纤维结缔组织沉积，伴髓外造血临床特点：起病缓慢，脾常明显肿大，外周血中出现幼红和幼粒细胞，骨髓穿刺常干抽和骨髓增生低下，男女发病比率相近，好发于中老年。大多数患者在 50~70 岁发病，约 30% 患者无自觉症状或仅有轻度乏力、多汗、消瘦、体重减轻及脾大引起上腹闷胀感，几乎所有患者均有脾肿大；50%~70% 患者有轻到中度肝肿大；10%~20% 的病例合并肝硬化；因肝静脉或门静脉内血栓形成可导致门静脉高压或 Budd-Chiari 综合征。

一、发病机制

发病机制与 JAK2V617F 基因突变有密切关系，该基因位点上的鸟嘌呤被胸腺嘧啶替代，致使正常翻译的缬氨酸被苯丙氨酸置换，使得造血前体细胞对细胞因子的敏感性大大提高，导致一系列调节细胞生长的细胞因子过度生成。

JAK2V617F 阴性的 PMF 患者 TPO 基因激活突变及慢性骨髓增生性白血病病毒癌基因（MPL）突变、（MPLW515L/K）突变，以及其他如 CBL、ASXL1、TET2 等基因突变。

二、辅助检查

1. 血常规　大多数患者有不同程度的贫血；网织红细胞比例轻度升高，在 2%~5%；约 70% 患者外周血中出现幼粒、幼红细胞；白细胞计数多增加，一般在（10~30）× 10^9/L，很少超过 50×10^9/L；血小板计数高低不一，约 1/3 病例增加。

2. 骨髓象　常见"干抽"现象；骨髓活检可见大量网状纤维组织为本病诊断的依据，按骨髓病理分三期：早期全血细胞增生期伴纤维组织增生；中期骨髓萎缩和纤维化期；晚期骨髓纤维化和骨质硬化期。

3. **肝穿刺活检** 肝窦中可见幼稚红细胞及巨核细胞，X 线提示：约 50% 病例有骨质硬化征象。

4. **核素骨髓扫描** 放射性胶体为骨内红髓、脾、肝等扫描摄取出现放射性浓集区。

5. **其他** ALP、LDH、UA 等可见升高。

三、诊断标准

诊断参照 2008 年 WHO 诊断标准。

1. **主要标准** ①巨核细胞增生和聚集伴异形，常伴网状和胶原纤维增生。②除外 PV、BCR-ABL1 阳性 CML、MDS 或其他髓系肿瘤。③有 JAK2V617F 突变或其他克隆性标记，如缺乏克隆性标记，则需除外感染、自身免疫性疾病或其他慢性炎症性疾病、毛细胞白血病或其他淋巴系肿瘤、转移性肿瘤或慢性中毒性骨髓病。

2. **次要标准** ①幼稚粒细胞、有核红细胞。②血清 LDH 水平升高。③贫血。④脾大。

符合 3 项主要标准和两项次要标准可诊断。

四、临床分期

PMF 临床上分为两期。

1. **纤维化前期** 骨髓增生，缺乏或只有轻度网状纤维增生。

2. **纤维化期** 出现肝脾大、幼粒 – 幼红细胞贫血、泪滴样红细胞、骨髓显著网状或胶原纤维增生，并常有骨硬化表现。

五、鉴别诊断

慢性粒细胞白细胞：发病年龄轻；白细胞计数常在（100~300）×10⁹/L；粒细胞碱性磷酸酶活性降低或消失、PE 染色。继发性骨髓纤维化：JAK2 V617F 基因检测阴性，有时可行多部位、多次骨髓穿刺及活检鉴别。

早期 PMF 患者与肝硬化的鉴别诊断：①外周血涂片。PMF 因髓外造血，外周血涂片常出现幼稚粒细胞和有核红细胞，易见泪滴形红细胞，此需要临床医生与有经验的检验技师沟通，对患者的血涂片进行人工复检；而肝硬化患者的外周血涂片则无此表现。②血常规检查。PMF 患者血白细胞常升高或正常，贫血者可白细胞减少；肝硬化患者常因脾功能亢进出现血细胞三系减少，尤其是血小板的降低。③骨髓穿刺。PMF 患者因骨髓纤维组织增生，骨髓穿刺常因骨质坚硬而多部位穿刺困难，常出现多次多部位骨髓干抽；而肝硬化患者的骨髓穿刺检查一般正常。④肝功能。PMF早期肝功能多正常，而肝硬化患者常有肝功能异常及白球比倒置等。⑤无创性肝纤维化评估。FibroScan（＞17.5，考虑肝硬化）值和APRI（＞1.5，考虑肝硬化），可作为参考。⑥对诊断确有困难的病例，如果无禁忌证可考虑行肝、脾穿刺。脾穿刺可发现髓样化生，可见到各阶段的粒细胞、有核红细胞、巨核细胞以及正常的脾淋巴细胞。

六、治疗

1. 药物治疗　①纠正贫血：雄激素类药物如丙酸睾酮或司坦唑醇，必要时可输注悬浮红细胞或重组EPO，合并溶血者可给予泼尼松治疗。②细胞毒药物：苯丁酸氮芥联合泼尼松。③抑制骨髓增殖：羟基脲、白消安。

2. 外科手术　脾切除术，造血干细胞移植。新疗法：JAK2抑制剂（来妥替尼），但缺乏特异性。

手术适应证的选择：PMF主要需要内科治疗，当合并门静脉高压征或巨脾时才考虑外科手术，其主要目的也是控制或预防上消化道出血。因此，PMF合并门静脉高压征并食管胃底静脉中－重度曲张患者，应及早手术治疗，以预防上消化道出血，尤其是有上消化道出血的患者，更应该及早手术治疗。但也有学者认为脾切除后会加重造血障碍，合并血小板过高引起血栓、出血而不宜采取脾切除术。对不宜行脾切除术及有手术禁忌的食管胃底静脉重度曲张或有上消化道出血的患者，可以采用曲张静脉硬化剂注射或套扎术。

七、预后

IPSS危险分层系统包括：年龄＞65岁，Hb＜100g/L，WBC＞25×10⁹/L，外周血中原始细胞≥1%，存在全身症状（如盗汗、近6个月内体重下降超过10%以及非感染性发热等）。低危组（无危险因素），预期生存期135个月；中危-1组（1个危险因素），预期生存期95个月；中危-2组（2个危险因素），预期生存期48个月；高危组（≥3个危险因素），预期生存期27个月。

本例患者影像学均提示肝硬化表现，但临床相关血液生化检查与肝硬化的诊断相矛盾，建议患者行肝穿刺活检以明确诊断。据文献报道，PMF患者肝穿刺活检可见肝窦及大量幼稚造血细胞，其中可见幼粒－幼红细胞及巨核细胞浸润，肝实质未见明显炎症、纤维化改变。表现为肝脏髓外造血。但患者拒绝行肝穿刺活检。

由于无肝活检病理结果参考，本例无法完全区别患者是否存在乙型肝炎后肝硬化，或是PMF所导致肝硬化。同时患者也未能进一步完善相关基因检测，故出院诊断考虑为：①骨髓增殖性肿瘤，原发性骨髓纤维化（？）。②非活动性HBsAg携带者，但不能排除乙型肝炎后肝硬化。

本例提示我们临床接诊表现以肝硬化、脾增人为主的患者，应认真询问病史、用药史及诊断史，积极完善实验室及影像学检查，排除常见疾病，并可借助无创性肝纤维化评估方法，排除肝硬化的诊断。对于存在临床表现、实验室指标和影像学检查存在矛盾的可疑患者应尽早行肝穿刺活检、骨髓穿刺活检等相关检查，尽早明确诊断，及时治疗，改善预后。

该病人最后失访，无后续跟进信息，颇感遗憾。

参考文献

［1］张之南.血液病学（上册）［M］.第2版.北京：人民卫生出版社，2011.

［2］高蕾，王银玲，张玥，等.原发性骨髓纤维化二例误诊为肝硬化讨论［J］.临床误诊误治，2012，25（9）：9-11.

［3］赵红梅.原发性骨髓纤维化误诊为肝硬化原因分析［J］.临床误诊误治，2006，19（8）：54.

［4］党晓卫，许培钦.脾切除治疗原发性骨髓纤维化合并门静脉高压征8例疗效观察［J］.中华普通外科学文献（电子版），2008，2（6）：45-46.

［5］DUBOIS A, DAUZAT M, PIGNODEL DUBOIS C, et al. Portal hypertension in lymphoprolif-erative and myeloproliferative disorders: hemodynamic and histological correlation-ns. Hepatology, 2010, 17（2）: 246-250.

［6］TOROS A B, GOKCAY S, CETIN G, et al. Portal hypertension and myeloproliferative neoplasms: a relationship revealed［J］. Isrn Hematology, 2013: 673-781.

［7］ZHAO G, WU Z Y, ZHANG B, et al. Diagnosis and treatment of portal hypertension secondary to myeloproliferative disorders: a report of three cases. J Dig Dis, 2011, 12（4）: 312-316.

（林升龙　高海兵　林明华）

专家点评

　　本病例以肝硬化、脾肿大为主要临床表现，影像学提示肝硬化、巨脾、门静脉高压，又合并 HBV 感染，容易导致感染科医生或肝病科医生思维定势为乙型肝炎肝硬化，但患者血常规与脾功能亢进相悖，需要临床医师引起重视，拓展临床思路，尤其要注意排除血液病可能，需要及时行肝穿刺活检、骨髓穿刺活检等相关检查，尽早明确诊断，以免漏诊或误诊。

（林明华）

病例 ④

重度肝大伴占位的原发性肝脏神经内分泌肿瘤

内容提要

● 神经内分泌肿瘤是起源于神经内分泌细胞的肿瘤，可以产生多种激素，可以发生在体内任何部位，但最常见于胃、肠、胰腺等消化系统器官。

● 对于肝实性占位伴有液化，界限清楚的肝脏肿瘤，应考虑原发性肝脏神经内分泌肿瘤的可能。

病史摘要

患者男性，32 岁，以"发现肝脏肿大 1 年余，发热 10 天"为主诉于 2018 年 8 月 20 日入院。患者 1 年余前曾于当地医院检查发现肝脏肿大，多囊肝，胃肠镜：十二指肠、结肠炎。转诊北京协和医院行 PET-CT（2017 年 6 月 1 日）提示：①肝脏明显增大，肝内多发低密度影，部分代谢增高，腹膜后多发代谢增高淋巴结，性质待定。②胃窦区代谢异常增高灶，不除外恶性病变可能，建议胃镜。③直肠上段局部代谢增高，建议肠镜。④双耳后皮下、双颈部及颈后部皮下多发代谢增高结节，可能为炎性病变。颌面部及颈部、胸、腹、盆腔其余部位 PET/CT 显像未见异常。未治疗。入院前 10 天无明显诱因出现发热，体温最高 39.1℃，持续性，伴畏冷、寒战；并感乏力，食欲减退，食量减少 1/3，尿黄如茶水样，自行服用"退烧药"后体温下降至正常，约 4 小时后体温再次升高。当地医院查血常规：WBC 12.8×10^9/L，NE 85.7%，HB 82g/L，PLT 341×10^9/L；PCT 2.46ng/mL；CRP 298mg/mL；肝功能：ALB 38.8g/L，GLB 47.6 g/L，TBil 50.9 μmol/L，DBil 27.7μmol/L，ALT 35U/L，AST 28 U/L，r-GT 369 U/L，AKP 367 U/L，LDH 257 U/L ↑。HBsAg、丙肝抗体阴性。梅毒、HIV 抗体阴性。肥达试验：阴性。抗核抗体谱均阴性。甲状腺功能正常。抗 O 试验：1340 U/mL，IgA 5.11g/L，IgM 0.877 g/L，IgG 22.4g/L；AFP 1.28ng/mL，CEA 1.43ng/mL 正常；EBV-DNA 1.1×10^3 拷贝/mL，CMV-DNA 1.2×10^3 拷贝/mL。胸部 CT：平扫未见异常，肝大，肝脾多发低密度灶，建议进一步检查。PET-CT：①肝内弥漫囊性病变，壁糖代谢不均匀性增高，黏液性囊性肿瘤伴浸润癌与转移癌？请结合临床进一步分析。②大量腹水。③胃局限性糖代谢增高灶，建议胃镜检查。④双侧额叶、双侧颞叶糖代谢普遍减低，考虑功能性改变。⑤乙状结肠条带状糖代谢增高，炎症可能，请结合肠镜分析。⑥右顶部皮下小结节，糖代谢增高，考虑炎性结节，建议皮肤科会诊。全脊柱糖代谢增高，考虑骨髓增生活跃。诊断"发热待查"，予药物治疗5天（具体不详），症状无改善。转诊我院，诊为"肝占位性质待定、酒精性肝硬化"收入院。1年余来体重减少55kg。

既往史　6年前发现"2型糖尿病、高尿酸血症"，予"吡格列酮、伏格列波糖"治疗至今，血糖控制尚可。

个人史　吸烟史20年，1天1包；饮酒史10余年，每天啤酒15~20瓶，酒精量150~200g/d。

家族史　无特殊。

入院体格检查　T 36.5℃，P 104次/分，R 22次/分，BP 130/67mmHg，Wt 100kg，神志清楚，贫血外观，皮肤、巩膜轻度黄染，见肝掌，未见蜘蛛痣。心肺听诊无异常。腹膨隆，腹肌紧张，全腹明显压痛、反跳痛，肝于右锁骨中线肋缘下26cm及剑突下26cm触及，质实，表面凹凸不平，边缘钝，无触痛，脾于左肋缘下28cm触及，质实，表面不平，边缘钝，无触痛，肝脾肾区无叩痛，腹部移动性浊音阳性，扑翼样震颤阴性。

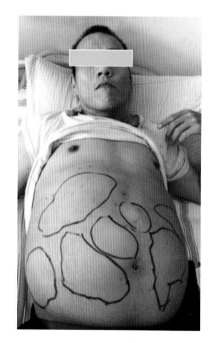

辅助检查　血细胞分析：CRP 234.54mg/L，WBC 16.15×10⁹/L，NE 88.9%，Hb 77g/L，PLT 524×10⁹/L。降钙素原：0.773 ng/mL，IL-6 186.40pg/mL。生化：ALB 31g/L，GLB 46g/L，TBil 44.5μmol/L，DBil 30.4μmol/L，ALT 19U/L，AST 31U/L，γ-GT 239U/L，ALP 322U/L，CHE 3129U/L，LDH 332U/L，Na 129mmol/L，PAB 121mg/L，乳酸 1.90mmol/L。

凝血：D- 二聚体 14.62mg/L，抗凝血酶 III 57.3%，纤维蛋白（原）降解产物 51.30μg/mL。腹水常规：深黄色，浑浊；黏蛋白定性试验：阳性，白细胞数 1481.0×10^6/L，中性粒细胞数 882.00×10^6/L，淋巴细胞 434×10^6/L。腹水生化：总蛋白 40g/L，白蛋白 18g/L，葡萄糖 6.40mmol/L，淀粉酶 22U/L，腺苷脱氢酶 3.9U/L。吲哚氰绿试验：ICG 15 分钟滞留率 11.7%。乙肝两对半：HBsAb 29.50mU/mL，HBcAb 1.09S/CO，余阴性。肝炎病原学甲、戊检测：戊肝抗体 IgG 阳性，余阴性。尿粪常规正常。大便 OB 阴性；血液寄生虫检查：未找到疟原虫、弓形虫、巴贝西虫甲胎蛋白 0.60ng/mL；异常凝血酶原 46.00mAU/mL；CA125 278.40U/mL，CA199 93.33 U/mL。

彩超：肝大，肝内多发囊性占位性病变（多囊肝？）伴多发实性占位性病变（性质待定），脾肿大，腹腔内近脾门周围类脾回声结节，考虑副脾，腹水，双肾未见明显异常声像。

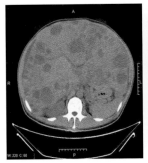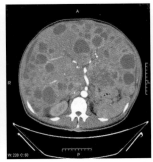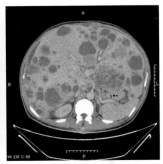

胃镜：慢性浅表性胃炎伴糜烂。

肠镜：肝曲以下所见结肠未见明显异常。

2018 年 08 月 25 日肝脏 CTA：①内多发囊实性占位性病变（大者 10.7cm×9.6cm），血管内皮瘤（？），囊腺癌不能排除，建议进一步检查。②肝内多发囊肿。③胆囊壁增厚。④副脾。⑤胰头区钙化灶。⑥腹水。⑦ CTA 肝内动脉增粗，迂曲，请结合临床。

初步诊断　①肝占位性病变性质待定。②酒精性肝病。③原发性腹膜炎。④中度贫血。⑤ 2 型糖尿病。⑥高尿酸血症。⑦多囊肝（？）。⑧副脾。

治疗及转归　入院予保肝、退黄，利尿，调节肠道菌群，控制血糖等治疗，并先后予比阿培南、利奈唑胺抗感染后体温逐渐恢复正常。

项目	8.20	8.23	8.27	9.3	9.10
WBC	16.15	16.88	18.85	14.16	12.75
NE	88.9%	86.2%	87.5%	86.1%	81%
PCT	0.773	0.494	0.389	0.246	0.221

病史特点 ①青壮年男性。②发现肝占位1年余。③发病以来体重下降55kg。④长期大量饮酒史。⑤无肝炎、肝硬化病史及家族史。⑥肝明显肿大、多发囊实性占位。⑦AFP正常。

问题1：肝脏肿大占位原因

（1）肿瘤：原发性肝癌？淋巴瘤？淀粉样病变？囊腺癌？肝脏血管内皮瘤？转移癌？

（2）慢性感染：肝脓肿、肝结核、伤寒、血吸虫、黑热病、布氏杆菌病。

（3）淤血性疾病：Budd-Chiari综合征、慢性心力衰竭。

（4）免疫系统疾病。

问题2：下一步采取什么诊断措施

2018年9月4日彩超引导下肝脏穿刺术。

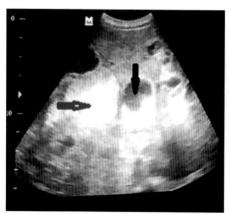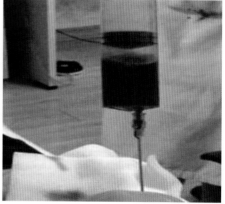

注　红色箭头：穿刺为血凝块样物；黑色箭头：抽出100mL铁锈色液体，另取2条肝脏病灶穿刺组织。

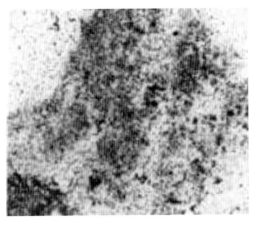

肝脏穿刺液液基细胞涂片：未见肿瘤细胞。

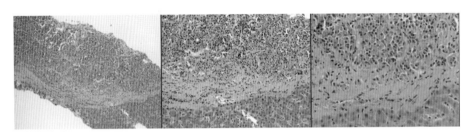

肝穿病理组织：血管丰富，肿瘤细胞呈腺泡状、菊形团样排列，胞浆丰富，核圆形，深染，染色细腻，无核仁，周围肝组织呈轻度慢性肝炎伴肝纤维化 1 期。

免疫组化结果：CK（+），GPC-3（-），Hep（-），Ki-67（+，约10%），CD56（灶+），SYN（+），CgA（+）。

原位杂交染色结果：EBER（-）。

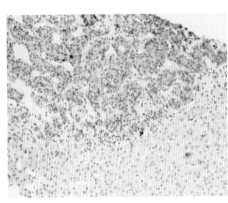

CgA+　　　　　　　　　　　　SYN+

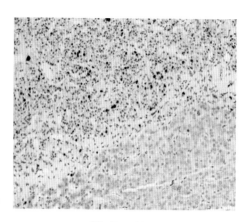

Ki-67：10%

病理诊断　神经内分泌肿瘤（NET，G2，核分裂象约 2 个 /HPF，Ki67 指数约 10%），转移不能排除。

最终诊断　原发性肝脏神经内分泌肿瘤 G2。

神经内分泌肿瘤

　　神经内分泌肿瘤（NET）系起源于神经内分泌细胞的肿瘤，可以产生多种激素，可以发生在体内任何部位，但最常见于胃、肠、胰腺等消化系统器官，约占 2/3。这一疾病的发病率在过去 30 年内增加了 5 倍。

　　神经内分泌肿瘤最终的诊断需要依靠病理学检查。神经内分泌肿瘤病理诊断要点包括如下几点。

　　（1）通过对神经内分泌标志物突触（synaptophysin，Syn）和嗜铬素 A 的免疫染色确定肿瘤是否为神经内分泌肿瘤。

　　（2）根据肿瘤的增殖活性明确肿瘤的分级。

　　肿瘤的增殖活性通过核分裂象数（恶性肿瘤细胞中，一个瘤细胞在分裂时可分为 3 个、4 个、5 个或更多细胞，分裂越多恶性程度越高）或 Ki-67（一种细胞增殖的标记物，提示细胞的增殖活跃程度）阳性指数进行评估。

　　按照肿瘤的增殖活性将胃肠胰神经内分泌肿瘤分级为：

　　（1）G1（低级别，核分裂象数 1/10 高倍视野或 Ki-67 指数 < 2%）。

　　（2）G2（中级别，核分裂象数 2~20/10 高倍视野或 Ki-67 指数 3%~20%）。

　　（3）G3（高级别，核分裂象数 > 20/10 高倍视野或 Ki-67 指数 > 20%）。

成人常见神经内分泌肿瘤的原发部位及生物学行为

惰性生物学	侵袭性生物学
分化良好的神经内分泌肿瘤（类癌，非典型类癌，许多原发部位）甲状腺髓样癌	低分化神经内分泌癌（多个原发部位）
分化良好的胰腺神经内分泌肿瘤（胰岛细胞瘤）	肺外小细胞癌（多个原发部位）
副神经节瘤	皮肤默克尔细胞瘤
嗜铬细胞瘤	神经母细胞瘤，肾上腺
	小细胞肺癌

原发性肝脏神经内分泌肿瘤（PHNET）

临床特点

（1）PHNET 的发病率非常低，在肝脏原发性肿瘤中其所占的比例为 0.46%。

（2）男女发病比例为 41.5%：58.5%。

（3）平均发病年龄 > 40 岁。

（4）好发部位：肝右叶或肝左右叶。

（5）生长极为缓慢，晚期才出现临床症状：腹胀、食欲缺乏、隐痛、黄疸、右上腹包块。

（6）仅个别病例出现类癌综合征。

影像学特点

（1）超声：单发或多发，实性占位、低回声或不均质回声，部分病灶可伴液化，界限清楚。

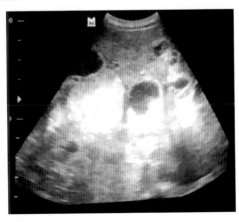

（2）CT：平扫表现为低密度肿块或结节，边界较清晰，强化后厚壁不均匀，内部不规则，部分病灶内可见不强化的低密度区，静脉期持续强化。

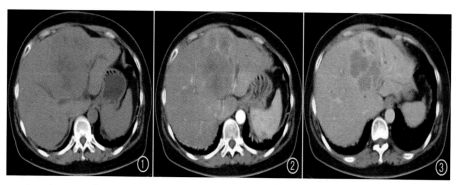

①为平扫见肝左叶肿块，边界较清晰。②为动脉期，见壁厚不均强化，内部不规则，见不强化低密度区。③为静脉期见持续强化。

（3）MRI：T1WI序列呈低信号，T2WI呈高信号，中心呈T1WI更低信号或T2WI更高信号，动脉期呈明显环形或结节状明显强化，门脉期及延迟期呈明显填充式持续强化。

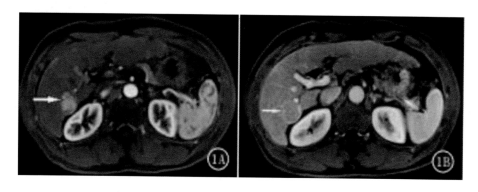

（4）PET/CT：排除肝转移性NET后，才能诊断PHNET，因此PET/CT在鉴别原发性与转移性NET方面显得尤为重要。

细针抽吸活检

若经影像学检查后诊断仍不明确，且评估结果很可能影响患者的处理，则可以考虑细针抽吸活检。

细针抽吸活检尚存在的争议性问题如下。

（1）细针抽吸活检用于评估某些类型的肝脏病变（如肝腺瘤和局灶性结节性增生）时，通常不具有诊断价值。

（2）细针抽吸活检具有一定风险，包括出血和肿瘤细胞的种植。由于出血风险增加，一般不推荐对疑似肝腺瘤的患者进行活检或针吸。

（3）与非组织学诊断方法相比，细针抽吸活检的成本－效果存疑。

PHNET 的病理

大体：多表现为质软亦可见中等硬度的肿块，切面多呈现黄褐色，与周围组织分界清晰，中心区域可发现囊性变，腔内多含有暗红色液体。

镜下：肿瘤细胞大小一致，核居中、小而圆、异型性明显，呈特征性的菊花团样结构，亦可见巢状、条索状和栅栏状结构排列，细胞团间质血管丰富，可见纤维包膜。

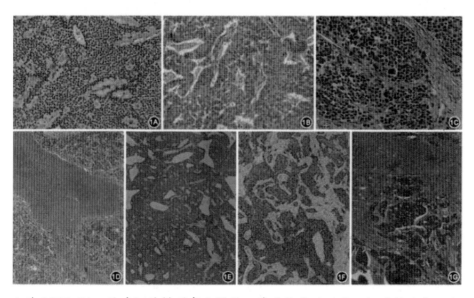

A 为 NET G1：肿瘤细胞排列成小梁状、腺泡状或脑回状，细胞核居中，小而圆，大小相对一致，部分细胞核轻度异型，核质比轻度升高。B 为 NET G2：肿瘤细胞排列成腺泡状或脑回状，核较 NET G1 增大，中度异型，核染色质增粗，有时可见核仁。C 为 NEC：肿瘤细胞排列为大巢团状或实质片状，无器官样结构，核圆形、椭圆形、不规则形或梭形，核染色质浓积，核质比增大，胞质很少，形似裸核，可见瘤巨细胞，并易见核分裂象。D 为可见肿瘤细胞大片状，弥漫坏死残影。E 为 NET G1 的 Ki-67 阳性表达量少，分裂活性低。F 为 NEC 的 Ki-67 强阳性表达，分裂活性高。G 为浸润性生长；A-D 及 G 为 HE 中倍放大，E、F 为 EnVision 法中倍放大。

免疫组化　CgA、Syn、CD56 检测目前被公认为是诊断 NET 的特异性免疫组化标记物，其中特异性最高的是 CgA（其敏感性 51%~54%，特异性 79%~87%）。

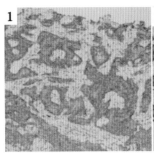 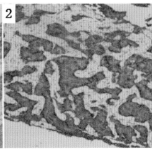 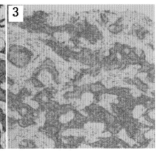

| 肝脏组织中 Syn 呈阳性表达 | 肝脏组织中 CgA 呈阳性表达 | 肝脏组织中 CD56 呈阳性表达 |
| 免疫组化染色 × 400 | 免疫组化染色 × 400 | 免疫组化染色 × 400 |

PHNET 的诊断　出现以下情况应高度警惕 PHNET。

（1）无肝脏基础疾病。

（2）肿瘤标记物 AFP、CEA、CA199 等正常或者升高不明显。

（3）影像学检查 CT、MRI 对肝癌或者胆管癌等难以做出判断。

（4）免疫标志物 CgA、CD56、SYN 等阳性。

（5）局限于肝脏内。

PHNET 诊断需符合以下 2 个标准：①病理诊断证实是神经内分泌肿瘤。②严格排除肝外原发病灶。

鉴别诊断

肝实性病变	肝囊性病变
肝血管瘤	单纯性囊肿
局灶性结节性增生	非浸润性黏液性囊性肿瘤（囊腺瘤）
肝腺瘤	黏液性囊性肿瘤伴浸润癌（囊腺癌）
特发性非肝硬化性门静脉高压（包括结节性再生性增生）	棘球蚴囊
炎性假瘤	纤毛状肝前肠囊肿
肝细胞癌	原发性鳞状细胞癌
胆管细胞癌	多囊肝
肝血管肉瘤	胆道囊肿
肝上皮样血管内皮瘤	肝转移瘤
转移性疾病	

鉴别诊断

（1）原发性肝癌：常伴肝硬化，AFP 阳性，CT 和 MRI 呈快进快出的强化方式。

（2）肝血管瘤：T2WI 上呈特征性的灯泡征，早出晚归强化方式。

（3）肝血管肉瘤：60~70 岁，常为多中心发生，呈界限不清的出血性结节，并常侵犯肝静脉，瘤组织常发生出血、坏死及纤维化。

（4）肝转移瘤：常有原发肿瘤史，全身 PET-CT 有助于排除其他脏器原发灶的可能；原发部位不明的神经内分泌肿瘤。

（5）囊腺癌：一般壁厚，可从囊肿内壁突出较大的组织肿块，囊肿抽吸和囊液分析。

（6）多囊肝或 Caroli 病：常为常染色体隐性遗传病，常合并多囊肾，可行 PKHD1 基因检测。

（7）肝上皮样血管内皮细胞瘤：好发于成年女性，肿瘤标志物多为阴性，多发型多见。特征性影像学表现为"肝包膜回缩征""棒棒糖征""核心模式"。

治疗

（1）手术治疗（首选）。

（2）TACE。

（3）射频消融。

（4）化疗。

（5）肝移植：对于不能手术切除的巨大 PHNET，甚至病理学提示低分化肿瘤，肝移植术疗效显著，术后生存期最长可达 10 年。

预后

肝脏神经内分泌肿瘤患者 6 个月、1 年、2 年和 3 年累计生存率分别为 85.0%、52.0%、40.0% 及 33.8%。85% 的患者在确诊时有根治性手术切除机会，术后 5 年生存率可达 56.3%~74%，复发率 18%~40%。

参考文献

［1］中国胃肠胰神经内分泌肿瘤病理专家组.中国胃肠胰神经内分泌肿瘤病理学诊断共识［J］.中华病理学杂志，2011，40（4）.

［2］楼文晖，吴文铭，赵玉沛，等.胰腺神经内分泌肿瘤治疗指南（2014）

[J]. 临床肝胆病杂志, 2014, 13 (12): 919-922.

(周 锐 林 勇)

专家点评

原发性肝脏神经内分泌肿瘤较罕见；起病隐匿，常有腹痛、腹胀和腹部包块、食欲缺乏、乏力、消瘦等非特异性表现；对于没有肝炎、肝硬化，AFP 不高，肿瘤较大、多发病灶、合并坏死出血、影像学检查提示实性占位伴有液化，界限清楚的肝脏肿瘤，应考虑原发性肝脏神经内分泌癌的可能，确诊依赖于病理学检查；一旦确诊手术切除是首选，不能手术切除的患者可以进行 TACE、射频消融、化疗或肝移植等综合治疗。

(潘 晨)

病例 ⑤

发热、三系低下伴肝功能损伤的噬血细胞综合征

内容提要

● 噬血细胞综合征（HLH）主要是由于细胞毒杀伤细胞（CTL）及 NK 细胞功能缺陷导致抗原清除障碍，单核巨噬系统接受持续抗原刺激而过度活化增殖，产生大量炎症细胞因子而导致的一组临床综合征，病情凶险。

● 肝损伤是 HLH 主要表现之一，对于发热、肝损的患者，临床医生需要鉴别诊断该病可能。

病史摘要

患者，女性，61 岁，因"反复乏力、食少 1 月余，发热 10 余天。"于 2017 年 3 年 6 日入院。患者于 2017 年 1 月 20 日出现乏力、食少，外院查血常规：WBC 21.5×10^9/L、N 0.923、Hb 106g/L、PLT 311×10^9/L。肝功能：TBil 15μmol/L，ALT 47U/L，AST 46U/L，ALP 149U/L，LDH 269U/L，PT 13.6 秒。彩超：脾稍大，肝、胆、胰、双肾未见明显异常。肺部 CT：双肺少许炎性病变，双侧胸腔少量积液。诊断：肝功能损害待查、肺部感染；予保肝（具体不详）及美罗培南抗感染，出现皮疹伴皮肤瘙痒，关节疼痛，考虑"未分化型关节炎"予甲泼尼龙治疗 1 个月，皮疹消退，期间肝功能：ALT 196U/L、AST 450U/L，予加强保肝（具体不详）治疗。2017 年 2 月 13 日症状好转，肝功能改善出院。于 2017 年 2 年 27 日再次出现乏力、食少，伴有发热，体温达 39.0℃，并出现尿、眼黄及皮肤黄，外院血常规：WBC 2.5×10^9/L、N 0.314、Hb 128g/L、PLT 92×10^9/L、CRP 8.51mg/L，PCT 0.24ng/mL，EB 病毒抗体 IgG 阳性，IgM 阴性，肝功能：ALB 29g/L、TBil 117.49μmol/L、ALT 307U/L、ALP 392.7U/L，PT 12.8 秒，甲乙丙丁戊肝病原学均阴性，自身抗体阴性。诊断：肝功能异常，予保肝治疗。于 2017 年 2 月 28 日查 PCT 6.68ng/mL，加用亚胺培南西司他丁钠抗感染治疗，仍反复发热，体温最高达 39.6℃，尿黄、眼黄加深。2017 年 3 月 5 日查血常规：WBC 2.4×10^9/L、N 0.182、Hb 88g/L、

PLT 27 × 10⁹/L，PCT 1.41ng/mL，肝功能：ALB 19g/L，TBil 231.19μmol/L，DBil 131μmol/L，ALT 80U/L，AST 523U/L，GGT 241U/L，ALP 328.6U/L，PT 15.6 秒。转我院治疗。

既往史 5 年余前体检发现多次血压升高大于 140/90mmHg，无头晕、头痛，无心悸、胸闷，当地医院诊断"高血压病"，予"氨氯地平"降压治疗至今，血压正常。

个人史、婚育史、家族史 无特殊。

入院体格检查 T 38.5℃，P 92 次 / 分，R 20 次 / 分，BP 106/65mmHg，神志清晰，全身皮肤、巩膜重度黄染，未见肝掌、蜘蛛痣，全身浅表淋巴结未触及肿大，口腔黏膜可见少许不易剥离的白斑，双肺呼吸音清，未闻及干湿性啰音，心律齐，无杂音，腹平软，全腹无压痛及反跳痛，肝、脾肋缘下未触及，墨菲征阴性，肝区无叩痛，移动性浊音阴性，双下肢中度凹陷性水肿，扑翼样震颤阴性。

辅助检查 CRP 19.74mg/L，PCT 1.41ng/mL。血常规：WBC 1.35 × 10⁹/L，N 0.13 × 10⁹/L，Hb 85g/L，PLT 43 × 10⁹/L。凝血功能：PTA 55%，INR 1.49，Fib 0.71g/L。肝功能：ALB 20g/L，GLB 18g/L，TBil 209.6μmol/L，DBil 159.6μmol/L，ALT 84U/L，AST 918U/L，γ-GT 353U/L，ALP 281U/L，LDH 2126U/L。电解质：K 2.86mmol/L，Na 117mmol/L，Cl 86mmol/L。肾功能：正常。血脂：TG 3.2mmol/L。自身抗体阴性，CMV-DNA（尿）＜检测下限。乙肝 5 项定量：HBsAb 469.71mU/mL，HBV-DNA 定量＜检测下限，HIV 抗体、TP-Ab 阴性，肝炎病原学（甲、乙、丙、戊）：阴性。口腔分泌物真菌涂片检查：找到酵母样菌。

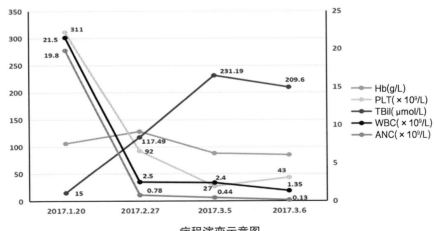

病程演变示意图

双肺 CT 平扫：①双肺炎性病灶。②右肺钙化灶。③双侧胸腔少量积液。④主动脉硬化。⑤腹水。彩超全腹 + 腹水：①肝大，肝内回声粗。②胆囊壁水肿。③脾肿大。④绝经后子宫。⑤肝门区淋巴结肿大。⑥腹水。⑦胰腺所见部分、双肾、双侧输尿管、双侧肾上腺区、膀胱、双侧附件区、下腔静脉肝后段与腹主动脉所显示段未见明显异常声像。

问题：发热、肝损伤及多器官损伤原因待查？三系低下原因待查？一元论？二元论？

患者为老年女性，有"未分化型关节炎"病史及"高血压"病史，发热（病初血象高，未发热，近期三系低下，发热），肝损伤的症状、肝功能异常表现；血象表现为三系低下，低纤维蛋白原、高三酰甘油血症，低钾低钠血症；影像学提示肝脾肿大、肺炎，浆膜腔积液；肝炎病原学阴性。目前病因不明确。

进一步检查 CD 抗原：CD3 1133，CD4+ 441，CD8+ 455，NK 108，CD3-CD19+ 378。血清铁蛋白 > 1650mg/L。骨髓穿刺：粒系增生减低，淋巴细胞明显增多，可见异型淋巴细胞，血小板少见，吞噬性组织细胞易见。外周血涂片：见异性淋巴细胞。PET-CT：双侧颈部、纵隔内、双肺门、腹膜后多发小结节影，代谢不同程度增高；肝脏、脾脏轻度肿大，代谢轻度增高；双上肢骨髓代谢轻度增高；首先考虑非特异性炎症可能，淋巴瘤待排除，双肺多发斑片、条索影，考虑感染性病变，心包、双侧胸腔及盆腔少量积液。

国际组织细胞协会 HLH-2004 诊断标准

分子生物学检测证实存在家族性 HLH 相关基因缺陷，结合临床可诊断为 fHLH 符合下述 8 项中的任何 5 项，可以诊断 HLH	
临床诊断标准	发热（持续时间 ≥ 7 天，体温 ≥ 38.5℃）
	脾大（肋下 ≥ 3cm）
实验室诊断标准	外周血 ≥ 2 系降低（Hb < 90g/L，PLT < 100 × 10^9/L，ANC < 1.0 × 10^9/L）
	高三酰甘油血症和（或）低纤维蛋白原血症（空腹血三酰甘油 ≥ 3.0mmol/L；纤维蛋白原 < 1.5g/L）
组织病理学标准	骨髓、脾或 LN 组织细胞非恶性增生伴噬血现象
	NK 细胞活性降低或缺乏
新增诊断标准	铁蛋白 > 500g/L
	可溶性 CD25（可溶性 IL-2 受体） > 2400 U/mL

注：以上 8 条标准必须符合其中 5 条才能诊断 HLH，但对于分子诊断符合 HLH 的患者可不必满足以上 5 条标准。

说明：持续发热、肝脾肿大和血细胞减少为 HLH 最基本和常见临床表现，其他如皮疹、淋巴结肿大和 CNS 表现相对较少；病程初期可无噬血细胞现象，但多随着疾病发展而出现 / 被发现；血清低纤维蛋白原血症很少见于儿童感染性疾病，是诊断 HLH 的良好指标；高铁蛋白血 ≥ 10000μg/L 诊断 HLH 的敏感性和特异性分别达 90% 和 96%；血浆 sCD25 水平升高是反映 CTL 活化及其程度的指标。血浆 sCD 25 升高和 NK 细胞活性减少 / 缺如为 HLH 特异性诊断指标，初诊时几乎所有患者均存在异常。

结合患者病史特点及 HLH 诊断标准，考虑入院诊断：噬血性淋巴组织细胞增生症（hemophagocytic lymphohistiocytosis，HLH）［噬血细胞综合征（hemophago-cytic lymphohistiocytosis，HPS）］。

HLH 概述

HLH 是由于细胞毒 T 淋巴细胞（cytotoxic T-lymphocytes，CTLs）和 NK 细胞毒效应显著降低和障碍，不能及时有效清除病毒等抗原（免疫无效），巨噬细胞异常持续活化和增生所致的多器官高炎症反应和组织器官免疫损伤的临床综合征。

HLH 起病急、病情进展迅速、病死率高，为一种潜在致死性疾病（potentially fatal disease），儿童期多见。

HPS/HLH：属巨噬细胞相关性"组织细胞疾病"范畴；HLH 尽管具有相似的临床表现和实验室检查特点，但并非独立疾病体，只是一种临床综合征，具有多种病因或基础疾病。抗原持续刺激所致 CTL 和巨噬细胞高度活化但免疫无效、以细胞因子风暴为显著特征的高炎症反应综合征。

一、分类

1.原发性噬血细胞综合征(primary HLH)具有特定遗传 / 基因缺陷(genetic defects)。家族性 HLH（familial hemophagocytic lymphohistiocytosis，FHL）至少包括 5 型：遗传性免疫缺陷症相关性 HLH：切东综合征（Chediak-Higashi syndrome）；X- 连锁淋巴增殖性疾病（XLP-1/2）；Wiskott-Aldrich syndrome 和格里塞利合征（Griscelli syndrome）。

2.继发性噬血细胞综合征（secondary HLH）。感染相关性 HLH（infection-associated）：EBV 感染相关性 HLH 临床最为常见。肿瘤相关性

HLH：T/NK 细胞淋巴瘤、间变大细胞淋巴瘤和皮下脂膜炎淋巴瘤；自身免疫性疾病相关性 HLH：JRA 和 SLE 常见，也命名为"巨噬细胞活化综合征"（macrophage activation syndrome，MAS）。

按发病模式分类

Table   A pathophysiologic view of HLH patterns

Category 1: predisposing immunodeficiency	Category 2: significant immune activation	Category 3: abnormal immunopathology
Low or absent NK-cell function*	Fever*	Cytopenias*
Genetic defect of cytotoxicity*	Splenomegaly*/hepatomegaly	Decreased fibrinogen or increased triglycerides*
Family history of HLH	Elevated ferritin* (> 3000 ng/mL)	Hemophagocytosis*
Prior episode(s) of HLH or unexplained cytopenias	Elevated sCD25*	Hepatitis
Markers of impaired cytotoxicity: decreased expression of perforin, SAP, XIAP, or mobilization of CD107a	Elevated sCD163⁹³	CNS involvement

SAP indicates SLAM-associated protein; and XIAP, X-linked inhibitor of apoptosis protein.
*The HLH-2004 diagnostic criteria.

149 例儿童 HLH 病例临床分析

基础疾病	病例数
感染相关性噬血细胞综合征（infection-associated HLH）	63
EB 病毒（EBV）	55
单纯疱疹病毒	1
风疹病毒（RV）	2
呼吸道合胞病毒（RSV）	1
铜绿假单胞菌	1
黑热病	3
非感染相关性噬血细胞综合征（non-infection-associated HLH）	14
朗格罕组织细胞增生症	2
皮下脂膜炎样 T 细胞淋巴瘤	2
间变大细胞淋巴瘤	1
结外鼻型 NK-T 细胞淋巴瘤	1
系统性 EBV 相关性 T 淋巴细胞增殖性疾病	1
霍奇金病	1
低丙种球蛋白血症	1
自身免疫性疾病	1
SLE	1
幼年类风湿关节炎（JRA）	2
狂犬病疫苗接种后	1
不明原因（causes not identified）	72

原发性 HLH 相关基因变异

疾病	位点	基因	蛋白	基因功能
家族性 HLH				
FHL-1	9q21.3-22	HPLH1	未知	未知
FHL-2	10q21-22	PRF1	Perforin	形成跨膜孔道
FHL-3	17q25	UNC13D	Munc13-4	囊泡的成熟，编辑囊泡与细胞膜的融合
FHL-4	6q24	STX11	Synlaxin11	介导囊泡与细胞膜的融合
FHL-5	19p13	STXBP2	Muncl8-2	调控 SNARE 复合体的聚合与解离，与膜融合有关
原发性免疫缺陷病				
GS 2	15q15-21.1	RAB27A	Rab27a	连接囊泡与细胞膜
CHS	1q42.1-42.2	LYST	Lyst	介导内体的聚合与解离
HPS Ⅱ	5q14.1	AP3B1	Ap3β1	内体蛋白的整理、转运
XLP 1	Xq25	SH2D1A	SAP	信号转导，启动毒性颗粒释放
XLP 2	Xq25	B1RC4	XIAP	抗凋亡

二、流行病学

不同国家和地区 fHLH 发病率有所不同，sHLH 发病率差异更大。Hunter 等报道瑞士 1971~1986 年期间儿童原发性 HLH 年发病率为 0.12/10 万（1/5 万活产婴），但可能低估了 HLH 的实际发病率；发病率无性别差异，男女之别 1：1；家族性呈常染色体隐性遗传，近亲婚配为高危发病因素之一；我国尚无关于儿童 HLH 流行病学的统计数据。

发病年龄：70% 家族性 HLH 于 2 岁前发病，但也可迟至 8 岁起病。

三、病理生理

HLH 的共同病理生理 / 发病机制：NK 细胞和细胞毒 T 细胞（cytotoxic T lymphocytes，CTLs）持续异常活化，但细胞毒效应缺陷、功能低下；病毒或其他抗原不能被有效及时清除，不断刺激和活化免疫细胞，导致淋巴细胞和组织细胞增殖，产生大量细胞因子（"细胞因子风暴"：cytokine cascade），引起多器官高炎症反应、细胞和组织的免疫损伤。

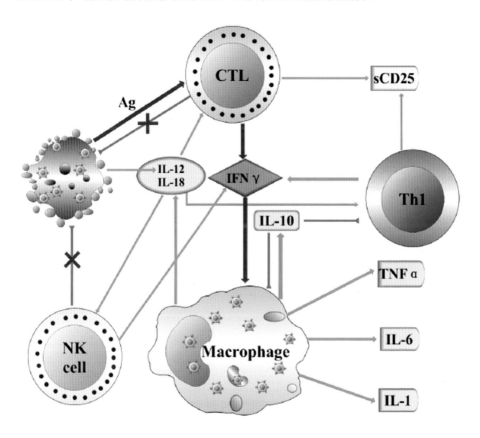

CTLs 和巨噬细胞异常活化和增生导致细胞因子风暴

说明：正常情况下，病毒 / 细菌感染后巨噬细胞分泌 IL-12 等，刺激 NK 和 CTL 活化，诱导细胞毒效应，进而清除病毒 / 细菌，防止过度刺激活化免疫细胞；HLH 情况下，NK 细胞和 CTL 细胞毒功能缺陷，抗原刺激下持续活化和增殖，CTL 产生大量细胞因子，尤其是 INF-γ，后者进一步刺激巨噬细胞持续活化，分泌大量 IL-12 和其他细胞因子（IL-1、IL-6、IL-10、IL-18 和 TNF-α）。IL-12 又刺激 CTL 扩增，产生 INF-γ。Th1 型细胞因子风暴引起淋巴组织细胞浸润多种组织，导致高炎症反应和组织损伤。

细胞因子风暴和 CTL/macrophage 器官浸润为 HLH 临床表现和实验室异常的病理生理基础

临床表现	机制
持续高热	高细胞因子血症，尤其是 IL-1、IL-6 和 TNF-α
肝脾肿大、肝功损害和 CNS 表现	淋巴细胞和组织细胞器官浸润，或高细胞因子血症对组织器官的直接免疫损伤效应
噬血细胞现象	活化巨噬细胞非特异性吞噬血细胞
血细胞减少	TNF-α 和 IFN-γ 以及 Fn-H 抑制骨髓造血；噬血细胞现象
高三酰甘油血症	TNF α 水平升高，抑制脂蛋白脂酶活性
低纤维蛋白血症	活化巨噬细胞分泌纤溶酶原激活物（plasminogen activator）增多，纤溶酶水平和活性增加
高铁蛋白血症	活化巨噬细胞分泌铁蛋白增加？
血清 sCD25 升高	活化淋巴细胞（尤其是 CTLs）分泌增多所致

四、临床表现

HLH 临床表现与脓毒症的临床表现相类似，可以表现为持续高热，肝脾肿大，淋巴结肿大，皮疹，黄疸和肝功能损害，中枢神经系统表现，多器官功能衰竭等。下图为 65 例 HLH 患者的临床表现和实验检查数据以及 149

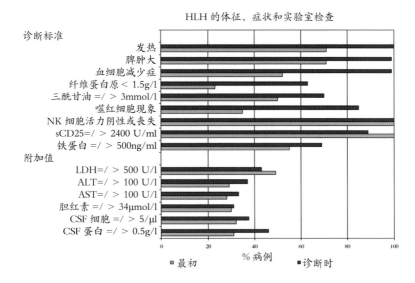

65 例 HLH 患者首发和诊断时的临床症状和实验室检查结果

例儿童 HLH 临床表现。从上述文献中的临床表现来看，黄疸和肝功能损害是 HLH 的主要临床表现，因此 2009 年美国血液病学会将肝炎和肝功能损害纳入 HLH 临床诊断标准。

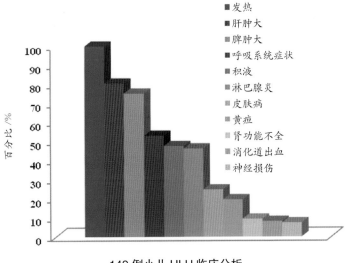

149 例小儿 HLH 临床分析

美国血液病学会 HLH 诊断标准（2009）

拟议的 HLH 诊断标准，2009

分子生物学检测证实 HLH 或 X- 性连锁淋巴组织增生症（XLP）

4 项中 3 项：①发热。②脾肿大。③血细胞减少（at least 2 lineages）。④肝炎

至少 4 项有 1 项：①噬血细胞。②血清铁蛋白升高。③ sIL-2R 升高。④ NK 细胞功能缺乏或明显降低

支持 HLH 诊断的其他结果：①高三酰甘油。②低纤维蛋白原。③低钠血症

说明：HLH 主要为临床诊断，强调临床诊断证据。

强调综合考虑多种诊断指标及其病程中的发展情况。

肝炎和肝功能损害已纳入临床诊断标准。

低钠血症为 HLH 常见实验室异常，具有临床预后评估价值。

噬血细胞现象尽管为 HLH 显著病理学特征，但并无特异性，支持 HLH 的诊断，但并非确诊依据。

五、HLH 相关实验室检查和评价

实验室检查必须紧密结合临床，是 HLH 诊断的起点、线索和重要依据；临床上除符合 HLH 诊断标准外，必须重点考虑 HLH 的原因或原发疾病。如男性患者，反复感染、阳性家族史，考虑 XLP；肿瘤相关性 HLH 应注重肿瘤本身的临床表现。

1. 血常规检查　全血细胞减少是最重要血液学特征，但无特异性；表现为进行性加重，血小板和中性粒细胞降低程度重、速率快；其机制为破坏增加（噬血细胞现象）、生成减少。除外肿瘤相关性 HLH，形态正常、无幼稚细胞；当然特定原因所致 HLH，具有特定细胞学改变和特征。

2. 骨髓检查　是排除白血病和其他恶性肿瘤的重要依据，简单快速易行；但非特异性和必需的诊断指标，要强调多次、反复检查。

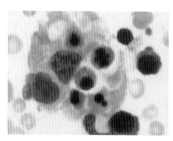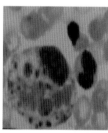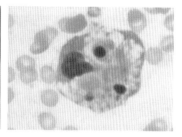

3. 血清铁蛋白检测　高铁蛋白血症（hyperferritinemia）为 HLH 重要生化特征和诊断依据；尽管无特异性，但为临床诊断 HLH 的重要线索和 HLH 病情随访的重要指标。HLH 情况下高铁蛋白血症发生机制尚未完全阐明。

4. NK 细胞比例和活性测定　流式细胞术检测外周血 NK 细胞比例在诊断 HLH 方面特异性和价值不高，临床观察，HLH 患者 NK 细胞数量可以降低、正常甚至增高，HLH 的关键发病机制在于巨噬细胞、NK 和细胞毒 T 淋巴细胞细胞毒/吞噬功能缺陷，这些细胞自身往往不能被清除而导致持续免疫损伤。以 K562 细胞作为目标细胞，体外培养条件下检测 HLH 患儿 NK 细胞吞噬活性（细胞毒效应）才是诊断 HLH 有价值的检测项目。

六、治疗

HLH 病情进展迅速，病势凶险，FHL 如不及时治疗其生存时间很少超过 2 个月。所以早期、恰当和有效的治疗非常重要。临床上疑诊 HLH，建议尽早请儿科血液病专科医师会诊；符合 HLH 临床诊断标准，或高度怀疑

HLH 而未完全达到诊断标准但病情进展迅速者，应立即开始治疗；病情进展较为缓慢的患儿，可观察至达到诊断标准后开始采用 HLH 方案治疗。

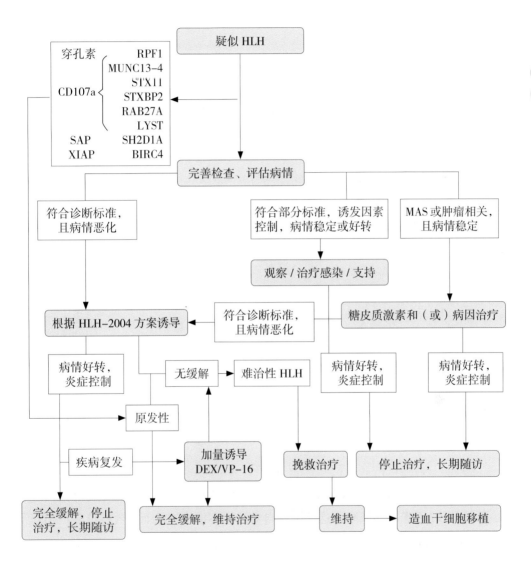

HLH 诊治策略流程图

HLH-2004 治疗方案：

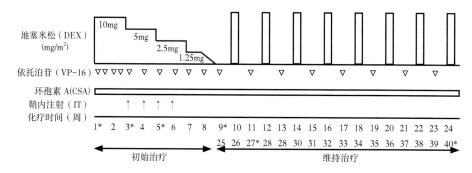

DEX：初始治疗阶段每日应用，静脉滴注或用片剂分次口服，10mg/（m² · d）
连续 2 周，第 3 周开始减半量，连续 2 周，以后每隔 2 周减半直至第 8 周停
止减量。维持治疗阶段 10mg/（m² · d），第 10 周开始，隔周应用，连用 3 天。
CSA：从 6mg/（kg · d）开始口服（分两次），定期检测血药浓度，调整剂
量，维持血药谷浓度在 200μg/L 左右。
VP-16：初始治疗阶段 150mg/（m² · d）静脉滴注，第 1、2 周每周 2 次，
第 3 周开始每周 1 次，共 8 周；维持阶段每 2 周 1 次，第 9 周开始，剂量同前。
IT：IT 仅在治疗后神经系统症状进展或脑脊液仍异常的情况下施行，一般
不超过 4 次。具体剂量：MTX：< 1 岁 6mg/ 次，1~2 岁 8mg/ 次，2~3 岁
10mg/ 次，> 3 岁 12mg/ 次；DEX：≤ 3 岁 2mg/ 次；> 3 岁 4mg/ 次。
* 表示该周需要进行病情评估

1. 治疗关键

（1）原发性 HLH 治疗：一旦确诊，尽早按 HLH-2004 方案治疗，有
条件的应尽早行造血干细胞移植（HSCT）方能根治。

（2）sHLH 治疗：若为感染相关 HLH，根据病因治疗原发病，酌情
HLH-2004 方案。病情稳定、临床症状轻，可先加用糖皮质激素。不能控制者，
可加用 CSA 及 VP-16；EBV 相关 HLH，早期应用 VP-16 效果较好；MAS，
强烈免疫抑制治疗（如大剂量甲泼尼龙、CSA/DEX 方案）及大剂量丙球，
无效才推荐采用 HLH-2004 方案治疗；肿瘤相关 HLH，积极治疗原发肿瘤，
针对 HLH 进行治疗以控制炎症反应。HLH-2004 方案治疗无效或复发者（超
过 1 次），建议尽早进行 HSCT，HSCT 针对人群包括原发性 HLH 及难治性
sHLH。

（3）对症支持治疗：合理处理出血、感染和多脏器功能衰竭等并发症
是降低死亡率的关键；加强血常规、凝血功能、肝肾功能、电解质的监测；
凝血功能异常者，适当应用止血药物，补充凝血因子，必要时输注红细胞、

血小板；加强脏器功能保护，预防真菌、卡氏肺囊虫等机会性感染；持续病毒感染者，可每 4 周输注丙种球蛋白；血浆置换或血液灌流可以去除血液中的细胞因子，对于重症病例可能有一定帮助。

2. 疗效评估

（1）有效：在第 2 周和第 4 周评估，需达到以下标准。体温正常；脾脏体积缩小；PLT ≥ 100×10^9/L；纤维蛋白原水平正常；血清铁蛋白下降 > 25%。

（2）疾病缓解：需达到以下标准。体温正常；脾脏大小恢复（少数患者可持续存在单纯性脾脏轻度肿大）；外周血象恢复（Hb ≥ 90g/L，PLT ≥ 100×10^9/L，ANC ≥ 0.5×10^9/L）；三酰甘油水平恢复（< 3mmol/L）；血清铁蛋白 < 500μg/L；脑脊液正常（针对初诊时脑脊液阳性的病例）；对于有检测条件者：sCD25 水平下降。

（3）疾病活动：未达到上述标准者。

（4）疾病复发：处于缓解状态的患者再次出现以下 8 条中的 3 条及以上（包括 3 条）。发热；脾脏肿大；PLT < 100×10^9/L；高三酰甘油血症（空腹水平 ≥ 3 mmol/L）；低纤维蛋白原血症 ≤ 1.5 g/L；发现噬血现象；血清铁蛋白升高；血清 sCD_{25} ≥ 2400 U/mL；出现新的中枢神经系统（CNS）症状可以作为疾病复发的一条标准。

参考文献

［1］HLH-2004: Diagnostic and therapeutic guidelines for hemophagocytic lympho-histiocytosis. Pediatr Blood Cancer, 2007, 48（2）: 124-131.

［2］TANG Y M, XU X J. Advances in hemophagocytic lymphohistiocytosis: pathogenesis, early diagnosis/differential diagnosis, and treatment. The Scientific World Journal, 2011, 11: 697-708.

［3］HUNTER J I, ELINDER G, SODER O, et al. Incidence in Sweden and clinical features of familial HLH. Acta Pediatric Scand, 1991, 80: 428-435.

［4］JANKA G. Hemophagocytic Lymphohistiocytosis: When the Immune System Runs Amok. Klin Padiatr, 2009, 221: 278-285.

［5］GOEL S, POLSKI J M, Imran H. Sensitivity and specificity of bone marrow hemophagocytosis in HLH. Ann Clin Lab Sci, 2012, 42（1）：21-25.

［6］HENTER J I, Home A, Arieo M, et a1. HLH-2004: Diagnostic and therapeutic guidelines for hemophagocytic lymphohistiocytosis.Pediatr Blood Cancer, 2007, 48: 124-131.

（周　锐　高海兵　林明华）

专家点评

　　该患者在风湿免疫性疾病基础上出现发热、肝损伤、血小板下降，依据临床思维，考虑 HLH 可能，并经骨髓象等检查最后诊断 HLH。HLH 病情凶险，缺乏特异性诊断方法，导致诊断困难，极易漏诊或误诊，病死率高，需要临床医生提高对该病的认识，多一份警惕，多一份思考，就可能挽救一条生命。

（林明华）

病例 ⑥

易误认为胰腺癌的 IgG4 相关性胰腺炎

内容提要

● 自身免疫性胰腺炎（autoimmune pancreatitis，AIP）：是一种以梗阻性黄疸、腹部不适等为主要临床表现的特殊类型的胰腺炎。

● 在临床上，AIP 易误诊为胰腺癌而导致不必要的手术。对于胰腺占位的患者建议查 IgG4 水平。

病史摘要

患者男性，73 岁，福建福州人。因"乏力、食少、尿黄、眼黄 10 余天"于 2016 年 1 月 8 日入院。患者于入院前 10 余天无明显诱因感乏力、食欲减退、中上腹胀，无恶心、呕吐、腹痛，发现尿黄、眼黄、皮肤黄，无皮肤瘙痒、粪便颜色变浅，未重视，皮肤黄染加深。2016 年 1 月 8 日，于外院查肝功能：ALB 32.7g/L，TBil 269.5μmol/L，DBil 228.2μmol/L，ALT 271U/L，AST 119U/L，GGT 704U/L，ALP 596U/L，GLU 12.69mmol/L，肾功能、血脂正常。

既往史 50 余年前行"阑尾切除术"，有"2 型糖尿病"史 10 余年，"高血压病"史 2 年余。入院前 1 月余因"2 型糖尿病酮症、高血压病"等于某三甲医院住院治疗 21 天，病情好转出院。

入院体格检查 T 36.6℃，P 80 次 / 分，BP 179/87mmHg。神志清楚，皮肤巩膜重度黄染，未见肝掌及蜘蛛痣，浅表淋巴结未触及肿大，心肺听诊无异常，腹软，全腹无压痛及反跳痛，肝脾肋下未触及，无移动性浊音阴性。

辅助检查 2016 年 1 月 9 日查血常规及凝血功能均正常。生化：ALB 28g/L，GLB 34g/L，TBil 296.9μmol/L，DBil 200.9μmol/L，IBil 96μmol/L，ALT 190U/L，AST 72U/L，γ-GT 627U/L，ALP 452U/L，TBA 66μmol/L，葡萄糖 6.81mmol/L，余项正常。AFP、CEA 正常，CA199 61.81U/mL，血淀粉酶、血清脂肪酶均正常，乙肝两对半定量：HBsAb 54.17mU/mL，余项阴性，HBV-DNA ＜ 500U/ml，甲肝 IgM、戊肝 IgM 均阴性，戊肝 IgG 阳性，丙丁肝炎病原学均阴性。TORCH 8 项：弓形体抗体 IgG 阳性，巨细胞病毒 IgG 阳性，

风疹病毒抗体 IgG 阳性，余项阴性，EBV-DNA 未检测到，艾滋病抗体阴性，梅毒抗体阳性，梅毒 TRUST 阴性，自身抗体全套均阴性。抗核提取物抗体 7 项均阴性（抗着丝点抗体、抗 Jo-1 抗体、抗 Scl-70 抗体、抗 Sm 抗体、抗 SSA 抗体、抗 SSB 抗体、抗 U1nRNP 抗体），P-ANCA、C-ANCA 均阴性。腹部彩超：胰头周围不均低回声团块（4.5cm×3.4cm）伴肝内外胆管及主胰管轻度扩张，余未见异常。心电图：各波未见明显异常。肺部 CT：未见异常。心脏彩超：室间隔稍增厚，左心室舒张功能减退，LVEF 值正常。

诊疗经过

患者入院后首先考虑"梗阻性黄疸：胰腺癌可能性大"，予完善相关检验检查的同时予异甘草酸镁、还原型谷胱甘肽、腺苷蛋氨酸等保肝退黄治疗，继续控制血糖、血压治疗，患者于入院后 3 天复查血常规及凝血功能正常，查肝功能：ALB 35g/L，TBil 519.9μmol/L（黄疸较前明显上升），DBil 330.2μmol/L，ALT 95U/L，AST 56U/L，γ-GT 742U/L，ALP 528U/L，TBA 84.5μmol/L。

上腹部 MR 平扫 + 增强 +MRCP 如下。

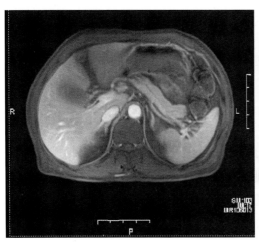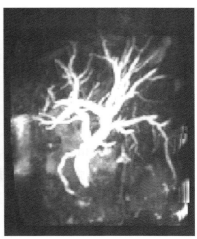

MR 提示：胰腺形态饱满、胰头区不规则肿大（4.2cm×3.5cm×4.5cm）。
MRCP：左右肝内胆管稍扩张、胆总管稍扩张、主胰管稍扩张。
考虑：胰头区 MT？自身免疫性胰腺炎？

问题 1：根据患者老年男性，有梗阻性黄疸表现，彩超及 MR 均
发现胰头占位性病变，应考虑何诊断，胰头癌？AIP？
该进一步做何检查？如何治疗

与患者及家属沟通后立即予行 IgG4 检查并准备肝活检。1 月 15 日回报
IgG 18.9g/L（6~16），IgG4 25.7g/L（0.03~2.01）（因检测体系不同，故出现
IgG 大于 IgG4）。

肝组织病理如下。

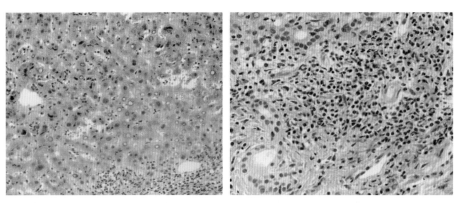

镜下见轻度肝小叶炎，伴中度肝细胞和毛细胞胆管淤胆，汇管区中度炎症、
水肿伴大部分胆管上皮萎缩，个别消失及细胆管增生，形态学符合硬化性胆
管炎改变

病理科回报：肝组织免疫组化未见 IgG4 阳性细胞。

虽然肝组织未见 IgG4 阳性细胞，亦未能行胰腺活检，但根据患者为 73
岁男性，为 IgG4 相关性胰腺炎好发年龄，出现梗阻性黄疸表现，影像学提
示：胰腺影像学呈弥漫性肿大，胆管、胰管均扩张，自身免疫性胰腺炎可能，
IgG4 25.7g/L 明显大于 13.5g/L，且影像学在 AIP 的诊断中占首要地位，经全
科讨论后考虑：IgG4 相关性胰腺炎（AIP）的诊断，于 2016 年 1 月 15 日加
用甲泼尼龙治疗，具体详见下表。

甲泼尼龙治疗情况

	TBil（μmo/L）	DBil（μmo/L）	ALT（U/L）	AST（U/L）	GGT（U/L）	ALP（U/L）	IgG（g/L）	IgG4（g/L）
2016/1/13	519.9	330.2	95	56	742	528	18.9	25.7
2016/1/18	188.1	132.5	49	24	374	340		17.2
2016/1/22	132.4	95.7	44	26	244	255	16.5	
2016/1/30	64.1	48.3	51	24	88	158	12.7	
2016/2/6	59.7	42.5	38	20	58	176		
2016/2/16	34.3	24.7	32	20	205	260	16.1	9.64

患者随访至今，肝功能指标均正常，IgG4 正常，CA199 正常，彩超未提示胰腺肿胀，肝内外胆管及主胰管无扩张，胰头团块明显缩小（1.5cm×1.0cm）。目前 5mg/d 维持治疗，激素治疗效果好，进一步支持 AIP 的诊断。

问题 2：该病例给予我们的思考

（1）对于胰腺占位患者，肿瘤指标不高情况下，不急于手术治疗，应注意排除 IgG4 相关性疾病，在诊断依据不足的情况下，病人一般情况尚可，可予激素治疗，激素的诊断性治疗可以为确诊提供更充分的依据。

（2）对于梗阻性黄疸患者应积极行 MRCP 检查，必要时可行 ERCP 检查明确。

IgG4 相关性疾病

IgG4 相关性疾病（IgG4-RD）是一种系统性炎症纤维化疾病，其主要特征为血清中 IgG4 水平升高和多器官 IgG4 阳性细胞浸润，进而导致组织硬化和纤维化。病理特征：大量淋巴浆细胞浸润，闭塞性静脉炎，席纹状纤维化，IgG4+/IgG+ 浆细胞 > 40%。该病可累及几乎所有器官，最常见的部位包括泪腺、胰腺、胆管、后腹膜及甲状腺，各器官病变可同时或相继出现。IgG4 阳性细胞大量增生而导致淋巴细胞增生性浸润和硬化，好发于 50 岁以上的男性，起病隐匿，临床表现取决于疾病活动程度和累及器官，主要为局部压迫症状和相应器官功能障碍，疾病早期无特异性临床表现，受累脏器包括胰腺（自身免疫性胰腺炎）、唾液腺和泪腺（米库利次病）、肺（间质性肺炎）、腹膜后间隙（腹膜后纤维化）、肾（间质性肾炎）、蛛网膜（硬脑膜炎）、垂体（垂体功能减退综合征）等，同时在眼眶、肺和乳腺等组织（或器官）尤其倾向于导致炎性假瘤。因为这种慢性炎症过程和受累器官或组织的进行性的纤维化密切相关，故累及器官或组织多有假性肿瘤表现。这些受累器官或组织的特异性表现可以为这种疾病的诊断提供有力的线索。

自身免疫性胰腺炎

自身免疫性胰腺炎（AIP）是一种以梗阻性黄疸、腹部不适等为主要临床表现的特殊类型的胰腺炎。由自身免疫介导，以胰腺淋巴细胞及浆细胞浸润并发生纤维化、影像学表现胰腺肿大和胰管不规则狭窄、血清 IgG4 水平升高、类固醇激素疗效显著为特征。AIP 是 IgG4 相关性疾病在胰腺的局部表现。

自身免疫性胰腺炎（AIP）是全球范围的疾病，以日本报道最多，美国也有较多报道，近年来我国也有类似病例报道。日本学者报道 AIP 占慢性胰腺炎的 5%~6%，其发病率约为 0.82/10 万。男女性均可罹患 AIP，但男性发病率高于女性，两者发病率之比为 2：1，发病年龄多见于 40~50 岁。

2011 年 AIP 国际共识诊断标准（ICDC）将 AIP 分为 2 个亚型。其中 I 型相对常见，病灶以 IgG4 阳性细胞浸润为主要特点，累及胰腺本身及外周多个器官，为淋巴浆细胞硬化性胰腺炎（LPSP）；II 型是特发性导管中心性胰腺炎（IDCP），它很少有 IgG4 阳性细胞浸润，临床诊断比较困难。

AIP 的临床表现没有特异性，常表现为胰腺肿块或肿胀等胰腺病变，最常见的症状为黄疸。影像学表现胰腺呈弥漫性增大，呈"腊肠样"，血清 IgG4 升高，特别是 IgG4 大于 1350mg/L 可作为 AIP 与胰腺癌的鉴别诊断界点。组织学表现有：①胰管周围淋巴浆细胞浸润。②胰管及静脉周围弥漫性席纹状纤维化。③闭塞性脉管炎。④免疫组化显示大量 Ig4 阳性浆细胞（＞10 个/HPF）。

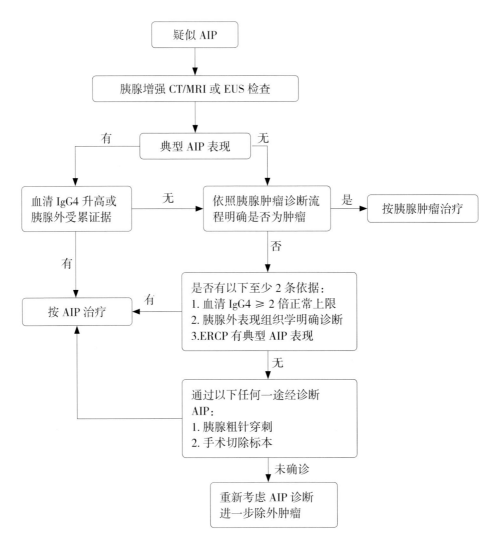

AIP 诊断国际共识的诊断流程

　　AIP 诊断标准国际共识中，诊断依据包括影像学（胰腺实质影像学及胰管影像学）、血清学、胰腺外器官受累、组织病理学和诊断性激素治疗，其中胰腺实质影像学在 AIP 的诊断中占首位地位，本例患者虽无胰腺外器官受累、组织病理学依据，但胰腺影像学及血清学均有其特征性表现，后来经激素治疗证实有效，支持 AIP 的诊断。

　　AIP 对激素治疗敏感，所以确诊后使用类固醇类药物治疗是其主要的治疗手段。Mayo 中心临床治疗方法是每天口服泼尼松 40mg，持续服用 4 周，之后每周逐渐减少 5mg，直到症状完全缓解停止治疗，但类固醇类药物的维持治疗尚有争议。

自身免疫性胰腺炎与胰腺癌的鉴别诊断

因为自身免疫性胰腺炎（AIP）与胰腺癌的临床表现相似，均可出现梗阻性黄疸、体重下降、腹部不适等，因此在临床上 AIP 与胰腺癌的鉴别诊断仍十分困难，临床上要诊断 AIP 需首先排除胰腺癌。两者的鉴别需结合影像学、实验室检查、病理学及激素疗效等。影像学方面：AIP 典型的 CT 及 MRI 征象是胰腺弥漫性肿大，呈"腊肠样"，以胰头为主，胰腺小叶间隔消失。这些表现在胰腺癌中极少见到。动态 CT 增强扫描肿胀的胰腺实质呈现延迟、均匀强化。而胰腺癌动态增强后多表现为不均匀、低强化肿块，AIP 的 ERCP 典型征象为主胰管弥漫性、节段性或局灶性纤细和狭窄，管壁不规则，狭窄段近端胰管无显著扩张，而胰腺癌则表现为主胰管突然截断伴近端胰管扩张，AIP 血清 IgG4 水平的升高较胰腺癌更常见，尤其是 IgG4 高于正常上限 2 倍时。AIP 患者对激素治疗敏感，可产生可逆性好转，通过影像学可检测患者胰管改善情况，从而排除胰腺癌并确诊 AIP。对于影像学难以区分的病例，需要结合血清 IgG4 水平升高、病变胰腺组织淋巴浆细胞浸润伴纤维化、对激素治疗有效等特征进行鉴别诊断，可惜的是如果诊断来自胰腺手术切除标本，即表示诊断太晚；如能在术前做出诊断，则可避免手术切除胰腺。然而，细针吸取细胞学检查在临床诊断 AIP 时完全不适用。

AIP 与胰腺癌的鉴别诊断始终是困扰临床医师的难题，这是两种不同的疾病，其治疗原则及结局截然相反，将 AIP 误诊为胰腺癌可导致不必要的手术，必将给患者的身心健康造成不必要的创伤和负担；而误将胰腺癌诊断为 AIP 则会延误患者病情和最佳治疗时机，从而导致可能危及生命的严重后果，故近年来逐渐引起重视。

临床医师应重视对 IgG4 的检测，以鉴别 IgG4 相关疾病，使患者能够得到及时、正确的治疗，目前仅有少数大型医院的少数科室开始着手于该病的发现和研究，作为一个跨多学科的系统性疾病，缺乏任何领域医务人员的关注都将造成重大脱节，将导致大量患者得不到及时、正确的治疗。

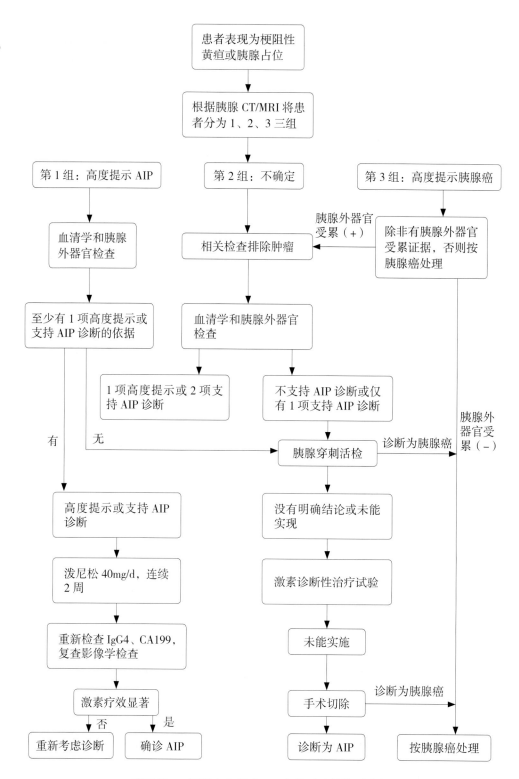

美国 Mayo 医学中心提出 AIP 与胰腺癌的鉴别诊断

参考文献

［1］NISHIMORI I, TAMAKOSHI A.Otsuki M. Prevalence of autoimmune pancreatitis in Japan from a nationwide survey in 2002. J Gastroenterol, 2007, 42 Suppl 18: 6-8.

［2］HAMANO H, KAWA S, Hofiuchi A, et al. High serum IgG4 concentrations in patients with sclerosing pancreatitis. N Engl J Med, 2001, 344（10）: 732-738.

［3］OKAZAKI K, et al. J Gastroenterol 2011; 46: 277-88.

［4］SUGUMAR A, CHARI ST.自身免疫性胰腺炎［J］.中华消化外科杂志, 2011, 10（5）: 325-328.

［5］《中华胰腺病杂志》编委会.我国自身免疫性肝炎共识意见（草案2012, 上海）, 中华胰腺病杂志, 2012, 12（6）.

［6］PSARRAS K, BAHATZIS M E, PAVLIDIS, et al. Autoimmune pancreatitis versus pancreatic cancer: a comprehensive review with emphasis on differential diagnosis［J］. Hepatobiliary Pancreat Dis Int, 2011, 10（5）: 465-473.

［7］SHIMOSEGAWA T, CHARI S T, FRULLONI L, et al. Intrenationgal Association of Pancereatology.Intentional consensus diagnostic criteria for autoimmune increatitis: guidelines of the International Association of ancreatology［J］. Pancreas, 2011, 40（3）: 352.

［8］WANG Q, ZHANG X, ZHANG F. Autoimmune Pancreatitis: current concepts［J］. Sci China life SCI, 2013, 56（3）: 246.

（林小钦　张　美）

专家点评

　　IgG4相关性疾病是一种系统性炎症纤维化疾病,可累及几乎所有器官。好发于50岁以上的男性,累及胰腺可表现为自身免疫性胰腺,易导致炎性假瘤。临床表现为阻塞性黄疸,在影像上往往易与胰腺癌混淆,临床医生应注意甄别,需要对肿瘤标志物、IgG4等指标做进一步检查。尤其在肿瘤诊断依据不足的前提下不能免于手术治疗。必要时皮质激素的诊断性治疗可为确诊提供更系统的依据。本病例有 IgG、IgG4 检查，影像学，肝脏组织活检及皮质激素治疗有效等证据确诊为 AIP。

（林榕生）

病例 ⑦

病程长达 2 年余的反复腹胀的布加综合征

内容提要

● 布加综合征为肝静脉阻塞引起的门静脉高压，临床上主要表现为与肝损伤不成比例的门静脉高压，为非肝硬化性门静脉高压，属于肝血管疾病。

● 对于顽固性腹水患者也应注意排除该病，布加综合征的诊断主要依靠影像学检查。

病史摘要

患者女性，34 岁，以"反复腹胀、尿黄 2 年余"为主诉入院。其于入院前 2 年余无明显诱因开始自觉腹胀，腹围增大（具体未测）。尿量减少 1/3 伴有尿黄，呈茶水样，未发现眼黄、皮肤黄。无尿频、尿急、尿痛，无粪便颜色变浅及酱油色尿。无明显乏力，无明显食欲、食量改变，无明显肢肿，无畏冷、发热，无其他不适。先后就诊于多家医院，最后转诊我院，门诊拟"慢性淤血性肝损伤"收住入院。

既往史、个人史 无特殊。

月经史 正常。

婚育史 已婚已育，配偶及子女均健康。

家族史 无特殊。

入院体格检查 生命征平稳，面色晦暗，神清，皮肤、巩膜轻度黄染，未见肝掌及蜘蛛痣。心肺听诊未见明显异常。腹膨隆，腹围 72cm，腹壁静脉无曲张。腹软，无压痛及反跳痛，肝脾肋下未触及，腹部移动性浊音阳性。双下肢无水肿，扑翼样震颤阴性。

辅助检查 2013 年 9 月 8 日浙江省第一医院报告，血常规、生化、HBsAg、抗 -HCV、抗 -HIV、梅毒 TP、AFP、CEA、CA199、CA153 等未见异常。CA125 47.8U/mL。免疫球蛋白：IgG 1740.0mg/dL。腹部 CT 平扫 + 增强：脂肪肝，增强扫描静脉期强化异常，提示肝脏淤血性改变可能，脾肿大，盆腔积液。

2014年4月30日福建省立医院报告，血常规、凝血功能未见异常。生化全套：TBil 53.22μmol/L，IBil 40.42μmol/L，AST 36μ/L，GGT 233U/L，ALP 219.0U/L。消化系（肝胆脾）彩超：①肝脾肿大。②轻度脂肪肝。③肝实质回声稍增粗。④门静脉所见部分未见明显占位性病变。

2015年8月24日至入院前，福建省长乐市医院报告，肝功能：TBil波动在40~50μmol/L，IBil波动在33~38μmol/L，GGT波动在140~170U/L，ALP波动在100~150U/L；血常规、凝血功能未见异常。全腹彩超：肝实质回声增粗，脾肿大，腹、盆腔积液。经一般保肝、利尿等治疗后，效果均不理想。

问题 1：如何判断患者目前诊断

该患者为青年女性，既往无肝炎病史，无明显诱因出现腹胀、尿黄，查体有腹部膨隆，腹部移动性浊音阳性等腹水表现，外院肝功能提示低黄、低酶，血常规及凝血功能正常，与常见病毒性肝炎引起的肝硬化不相符，外院影像学提示淤血性肝病可能，腹腔、盆腔积液，故仅能先诊断慢性淤血性肝损伤病因未明，有待入院后进一步检查以明确。

问题 2：常见肝脏淤血的原因

肝脏淤血可以是全身性疾病的一部分，也可以是肝脏局部的病变。其主要是由肝静脉回流受阻所致，常见病因有右心衰竭、布加综合征、肝静脉血栓形成等。骨髓移植的部分患者亦可发生肝小静脉阻塞。多数淤血性肝损伤可在病因解除后逐渐恢复。

诊疗经过

2015年10月19日入院后，做如下检查。

实验室检查

（1）血细胞、AFP、CEA、甲状腺功能、凝血功能正常，肝炎病原学（甲乙丙丁戊）、EB病毒、巨细胞病毒、自身抗体、HIV、梅毒阴性。

（2）特定蛋白：IgG 23g/L，抗链球菌溶血素 O 563.52U/mL，CER 0.212g/L，补体 C4 0.118g/L。

（3）生化全套：TBil 63.5μmol/L，IBil 46.5μmol/L，γ-GT 130U/L，ALP 153U/L，TBA 17.4μmol/L。

（4）结核杆菌抗体为阴性；PPD 试验为阴性。

（5）腹穿：腹水检验。

1）腹水常规+细胞分析：颜色血性，清晰度 浑浊，红细胞数（体液）269，异常红细胞形态：无皱缩 RBC；嗜酸性粒细胞数（体液）0；高荧光细胞百分比 5.8，荧光细胞数（体液）180；多核细胞数百分比 34.4，多核细胞数（体液）107；白细胞数（体液）311；单个核细胞数（体液）204，凝固性阴性（-）；黏蛋白定性试验阳性（+）。

2）腹水生化：TP 43g/L，ALB 26g/L，A/G 1.53，LDH 90U/L，ADA 8.4U/L，K 3.46mmol/L，Na 141mmol/L，Cl 111mmol/L，Ca 1.8mmol/L，GLU 6.77mmol/L。

3）腹水培养+药敏：科氏葡萄球菌解脲亚种（多耐药菌），左氧氟沙星敏感。

影像学检查

（1）腹部彩超：肝内声像呈弥漫性病变伴脐静脉可见，脾肿大，腹水。

（2）腹部大血管彩超：肝右静脉明显变细，肝内交通支形成，下腔静脉肝后段、腹主动脉所显示段未见明显异常。

（3）肝弹性测定：肝脏硬度值 69.6kPa。

（4）心电图、肺部 CT、心脏彩超：未见明显异常。

（5）妇科彩超：未见明显异常。

患者拒绝胃镜检查。

经我院肝硬化常规的相关检查，未能发现肝硬化的真正病因，遂建议患者行肝穿检查。

肝穿病理 ①光镜（本院，病检号：LC150615）：肝硬化（活动期）。本病例镜下见肝 3 区广泛片状融合性坏死伴桥接坏死形成，部分肝窦和小静脉扩张充血，伴肝板萎缩及窦周纤维化。病因待排：药物/毒物性肝损害，请详细询问药物史和毒物接触史；布加综合征，建议肝静脉流出道检查。②电镜（福州总医院，病理号：EM1502193）：轻度慢性肝炎伴轻度脂肪变性。据肝穿病理显示考虑布加综合征可能性大，遂行上腹部 CTA 检查以明确。

上腹部 CTA（2015.11.14，福建医大附一医院）：上腹部 CTA 未见明显异常；

肝段下腔静脉、肝左、中、右静脉所见（肝段下腔静脉纤细，肝右静脉纤细，肝中静脉及肝左静脉明显增粗，肝中静脉汇入下腔静脉段未见显示，肝左静脉汇入下腔静脉处静脉明显变细，肝中静脉与肝右静脉间见交通支，左膈下见多发迂曲静脉影汇入肝左静脉），考虑布加综合征可能性大；肝 VII 段高密度影，考虑钙化或结石；脾肿大、少量腹水。

诊断 ①布加综合征。②肝硬化失代偿期。③自发性腹膜炎。

治疗 ①退黄保肝：腺苷蛋氨酸。②利尿：螺内酯＋呋塞米。③抗感染：左氧氟沙星。④普萘洛尔降门脉压。⑤抗肝组织纤维化：抗纤 I 号。⑥改善肝脏微循环：前列地尔。⑦介入科会诊。

疗效 ①肝功能常规：TBil 59.2μmol/L，IBil 49.8μmol/L，γ-GT 110U/L。②血常规：WBC 7.6×10^9/L，NE 0.694，PLT 145×10^9/L，Hb 129g/L。③ CRP、PCT 正常。④腹水 B 超：肝后间隙、平卧下腹部、子宫后方分别见液性无回声区约 1.3cm、3.5cm、6.7cm。

介入科会诊 考虑布加综合征诊断明确，建议行介入手术治疗。患者因经济原因拒绝。

最后，患者因经济原因出院，建议介入科及外科继续诊治。

问题 3：该病例给予我们的思考

（1）大量腹水患者，经一般保肝、利尿、降低门脉压力处理后，腹水消退不理想情况下，应该考虑肝流出道受阻疾病，例如布加综合征、肝小静脉阻塞综合征。

（2）影像学检查提示肝淤血时，除排除心脏疾病外，需考虑肝静脉系统疾病，进一步行 CTA 或 CTV 检查，尽快明确病因。

布加综合征

1845 年和 1899 年，英国内科医师 George Budd 和奥地利病理医师 Hans Chiari 分别叙述了由不同部位肝静脉阻塞引起的门静脉高压，从而由肝静脉阻塞引起的门静脉高压被称为布-查综合征（Budd-Chiari Syndrome，BCS），又称布加综合征。病因多见于血栓形成，隔膜形成，下腔静脉的原发性肿瘤，外伤及介入性检查损伤或异物等，外压性因素：肝脏肿瘤、脓肿、血肿、囊肿、肝结核、肝梅毒、树胶样肿、腹膜后肿瘤等压迫肝静脉或肝段下腔静脉，亦可引起 BCS。

一、病理改变

肝静脉回流受阻→肝窦压力升高、肝淤血→门脉压力升高、肝脏灌注减低→肝细胞缺血、坏死→肝纤维化、再生结节、肝硬化→肝衰竭。

二、临床表现

临床表现依血管受累数量、程度和阻塞的病理性质而不同，可分为如下几型。

1. **无症状型** 虽有肝静脉血栓形成，但无明显循环障碍，仅在肝静脉造影，B 超检查时偶尔发现。

2. **急性型** 起病急，有上腹剧痛、恶心、呕吐、腹水、黄疸及肝大，短期内可发生死亡。

3. **慢性型** 起病和发展缓慢，逐渐出现腹胀、肝区不适、隐痛及肝大，多年后导致肝硬化，发生脾大、腹水、消化道出血等。

症状与体征主要是肝静脉流出道和下腔静脉肝段阻塞引起的门静脉高压和下腔静脉高压等表现。

三、辅助检查

1. **实验室检查** 血液学检查、血清酶试验不具特征性。腹水检查：蛋白浓度低于 30g/L，若不伴腹腔感染，细胞数不增加。

2. **影像学检查** 超声、CT/MR/MRA、DSA。CT 与 MRI 是无创性影像检查技术，可用于 BCS 的诊断，同时可了解肝脏萎缩情况，有无肿瘤等，在某些方面优于侵入性血管造影。平扫：①肝大，尤以尾叶增大为其特征之一。②肝的外周部分密度偏低，尾叶及肝左叶中央部分密度相对较高。③可见腹水。增强：强化缓慢通过多期增强扫描可以更直接、清晰的显示下腔静脉和肝静脉的形态异常。而且，通过一些特征性的 CT 表现可以提示或确诊 BCS。

3. **血管造影** 下腔静脉造影可显示其阻塞（或狭窄）的部位，程度及侧支循环情况，甚至显示阻塞状态和范围。

4. **肝穿刺活检** 肝穿刺活组织检查。

单纯肝静脉血栓形成急性期，肝小叶中央静脉、肝窦和淋巴管扩张，肝窦淤血，肝弥漫性出血。血细胞从肝窦漏入窦周间隙，与肝板的细胞混在一起。中央静脉周围有肝细胞坏死。隔一段时间，肝板细胞被红血细胞替代。晚期肝小叶中央区坏死的肝细胞被纤维组织替代，形成肝硬化，其余部位肝细胞再生，肝静脉和肝窦均扩张。

四、诊断

主要诊断依据是肝脾肿大、腹水和具有特征性的广泛腹壁静脉曲张表现，本征有三个重要特点。

（1）年龄多较轻。

（2）静脉曲张的特点是曲张静脉位于侧胸、腹壁、脐以下者血流方向也自下而上。

（3）虽像肝硬化，但肝功能无明显损伤。

彩超、肝穿刺活检、CT/MRI等有助于诊断，肝静脉和下腔静脉造影检查是确诊的主要方法。

五、鉴别诊断

1.**肝硬化腹水** 肝硬化者多肝炎病史，肝脏缩小，腹水出现晚但易控制，腹壁静脉曲张以脐为中心，血流方向为离心性，无侧腹壁和背部静脉曲张。BCS表现为进行性肝大，腹水量大，积聚迅速，而利尿剂效果差，脾肿大但脾机能亢进不明显。合并下腔静脉阻塞时，胸腹壁及腰背部静脉曲张，血流方向由下而上，同时有双下肢静脉曲张并水肿等特点。

2.**缩窄性心包炎** 表现为上腹痛、肝大、腹水等，但呼吸困难、发绀、颈静脉怒张、心率快、心音遥远、喜脉、肝颈静脉回流征阳性是BCS所不具备的。有可疑时可行心电图、超声心动图及B超检查鉴别，必要时行下腔静脉造影。

3.**右心衰竭** 同样可表现为肝大触痛、腹水，脾肿大及黄疸等，但多有心脏病史，反复发作，全心扩大，肝颈静脉回流征阳性。心衰控制后症状减轻，尤其肝脏缩小，腹水减少或消失是其特征。BCS仅用一般药物肝大不会缩小，腹水难以减少或消失，心电图、B超可资鉴别。

4.**下肢静脉曲张** BCS时下腔静脉阻塞，可表现为下肢静脉曲张，但多为两下肢同时出现，易误诊为单纯性下肢静脉曲张而行手术，因此对双下肢静脉曲张者，应常规行B超、下肢深静脉造影检查，必要时行下腔静脉造影，以明确诊断。

六、治疗

治疗目的是缓解肝淤血，从而减轻门静脉高压，保存有功能的肝细胞，恢复肝功能。

1. 内科治疗 内科治疗包括低盐饮食、利尿、营养支持、自体腹水回输等。

2. 介入治疗 布加综合征首选介入手术治疗，创伤小，效果好，有时较比手术风险更小，常见有如下3种。

（1）经皮球囊血管成形术：适用于局限性狭窄，而病灶两侧无血栓形成，IVC广泛闭塞属禁忌。先行经皮球囊导管扩张，用Seldinger法穿刺股静脉，经导丝将导管插入IVC阻塞近心端，造影、测压，然后向导管球囊内注入造影剂，使其压力达7个大气压，直至狭窄部小时，维持30~60秒后将造影剂抽出，如此反复进行数次。完全膜闭塞则需同时经头静脉或贵要静脉插管至IVC蹼膜近心端，用带金属芯的小球囊导管、硬质导管、特制破膜器等穿刺破膜并初步扩张，然后更换大球囊导管进一步扩张，直至膜远端IVC压力显著下降，并经造影证实扩张有效为止。破膜或扩张不满意时，可用支架推进器插入，安置自动膨胀型Z形钛合金血管内支架，务必使其头端逾越病灶1cm。PTA手术近期愈合率98%。对HV和（或）IVC内广泛血栓形成的急性期患者则需置管至血栓附近，向局部注射尿激酶40万~80万U或链激酶50万~100万U以溶栓。

（2）经皮经肝静脉开通术：在超声引导下经皮经肝穿刺球囊扩张及置入内支架，使肝静脉再通。复合型BCS需先行IVC球囊扩张或置支架，1~2周后再行肝静脉开通术。此法操作简单，成功率高，创伤小，疗效确切。

（3）经颈静脉肝内门腔支架分流术（TIPS）：此法疗效可靠，能显著延长患者等待肝移植的时间，提高存活率。术后长期口服抗凝药如华法林等可以预防再栓塞；一旦发生支架闭塞，可反复介入再通。

3. 手术治疗 目前因手术复杂，创伤大，并发症多，故目前BCS经手术治疗的病例较前减少。术前应做好准备，术中防止大出血。常见的手术方式有门体静脉短路术和肝移植。

治疗后可出现组织学异常改善（至完全恢复）、肝功能恢复，腔静脉狭窄改善。

参考文献

［1］姚光弼.临床肝脏病学［M］.上海：上海科学技术出版社，2004：662.

（陈以甦）

专家点评

布加综合征（Budd-Chiari Syndrome，BCS）是由于肝静脉和（或）其开口以上段下腔静脉阻塞性病变引起的，常伴有下腔静脉综合征为特点的一种肝后性门静脉高压征。我国学者早在20世纪80年代对该病进行了系统的研究，对68万人口进行了初步流行病调查，当时的发病率为8/100万人口。

国内外不同学者对BCS进行了各种分型，常用的分型方法将BCS分为3型，即以隔膜为主的局限性狭窄或阻塞的A型、下腔静脉弥漫性狭窄或阻塞的B型及肝静脉阻塞的C型。

临床诊断主要是肝脾肿大、腹水和具有特征性的广泛腹壁静脉曲张。曲张静脉位于侧胸、腹壁、脐以下者血流方向自下而上。虽像肝硬化，但肝功能损害轻。

目前主要的诊断方法：B超、CT、磁共振、核素扫描、肝静脉下腔静脉造影、肝穿刺病理诊断等。

保守治疗对BCS的效果很差，但对一些急性血栓形成的病例有效。经股静脉插管行下腔静脉造影或经腹腔动脉造影后保留导管，由此行溶栓治疗5~7天。目前对病变局限性者首选介入治疗方法，建议主要采用扩张疗法和必要时再扩张法，也可放置支架。

（潘　晨）

病例 8

以门静脉高压、上消化道出血为主要表现的先天性肝纤维化

内容提要

● 先天性肝纤维化（congenital hepatic fibrosis，CHF）是 1961 年由 Kerr 等首先命名的一种常染色体隐性遗传病，是一种罕见的、与胆管板畸形相关的肝内胆管遗传发育障碍疾病。

● 临床以门静脉高压和肝功能正常为特点，是纤维多囊病的一种，常合并常染色体隐性遗传性多囊肾和（或）肝内、外胆管发育异常。

● 临床表现差异明显，可表现为门静脉高压及其并发症、复发性胆管炎，或终生无症状，尸检偶然发现。

● 由于缺乏特征性临床表现，容易漏诊或误诊。有文献报道 47 例 CHF 患者中，有 44 例误诊，其误诊率达 93.6%，说明临床医生缺乏 CHF 的诊断意识，容易导致误诊或漏诊。

病史摘要

患者男性，15 岁，以"体检发现肝功能异常 10 个月余，8 小时内呕血 3 次"于 2014 年 1 月 22 日入院。患者于 2013 年 3 月 3 日于我院体检发现肝功能异常：ALT 120 U/L，AST 78U/L；乙肝两对半：HBcAb 阳性，余均阴性。丙肝抗体阴性，甲肝 IgM 阴性，戊肝 IgG、IgM 阴性，自身抗体均阴性，CER 正常。B 超：肝内声像符合肝硬化表现伴门静脉高压、巨脾。胃肠钡透示：食管中度静脉曲张，胃炎。肝组织病理：光镜：肝小叶结构尚完整，肝板排列尚整齐。肝细胞弥漫性细胞肿胀，部分气球样变。肝小叶内少量点状坏死，少量慢性炎症细胞浸润，汇管区中度扩大，未见明显碎屑样坏死，伴陈旧性桥接坏死，中量纤维细胞沉着。网纤染色：汇管区周围网纤聚集，形成纤维间隔；结论：不明原因轻度慢性肝炎 G0-1S2。电镜：中度慢性肝炎伴肝纤维化Ⅲ期，电镜下未见支持遗传性代谢性肝损害的形态学表现。门诊考虑"肝硬化病因未明"予血府胶囊治疗，于 2014 年 1 月 22 日因"上消化道出血"入院。

既往史 足月顺产，6个月时曾出现黄疸。平时无疲乏、黄疸、瘙痒、低血糖及神经、精神等临床症状。

家族史 父母体健，非近亲结婚，有1个弟弟，2个妹妹，弟弟死于"上消化道出血、不明原因肝硬化"，妹妹均体健。

入院体检 神志清楚，发育正常，皮肤、黏膜无黄染，未见肝掌、蜘蛛痣，心肺听诊无异常。腹平软，无压痛、反跳痛，肝右肋下未触及，脾左肋下7cm触及，质硬，移动性浊音阴性，肠鸣音正常。双下肢无水肿，神经系统病理征阴性。

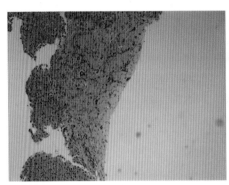
肝组织 HE 染色

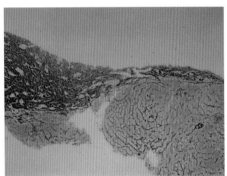
肝组织网纤染色

辅助检查 入院后查肝功能：A/G 36/20g/L，TBil 8.5μmol/L，ALT 100U/L，AST 65U/L，GGT 683U/L，AKP 323U/L。血常规：WBC 7.28×10^9/L，Hb 78g/L，PLT 69×10^9/L。凝血功能：PT 14.9s，PTA 81%。肺部 CT 平扫：双肺散在斑条影，考虑炎性病灶。未发现肺气肿。心脏彩超：房室大小及室壁运动未见明显异常；LVEF 值正常。腹部彩超：①肝内声像符合肝硬化表现伴巨脾。②左肝内胆管局限性扩张。③胆囊壁水肿。④胰腺、双肾未见明显异常。⑤肝门区及腹腔大血管周围未见明显肿大淋巴结。⑥未见腹水。⑦双侧胸膜腔未见积液。

问题：如何判断该患者目前的诊断

该患者此次肝组织仅行常规 HE 染色及网纤染色，未能明确该患者诊断，临床仅诊断"肝硬化病因未明"予中成药活血化瘀治疗。患者6个月时曾出现黄疸，青少年期即发展为肝硬化，而且其弟弟亦有肝硬化病史，故应重点考虑遗传性疾病。青少年期肝硬化、门静脉高压的遗传性疾病需考虑遗传代谢性疾病和先天性肝及胆管囊性疾病，一般均需肝组织特殊染色或基因证实。

诊疗经过

入院后予以止血、降低门静脉压力、保肝等治疗，并行内镜下硬化剂注射治疗，后未再出现上消化道出血，镜下见食管中度静脉曲张。因患者肝硬化病因未明，故予以行二次肝穿，肝组织病理提示：肝小叶结构紊乱，偶见点状坏死，活化库普弗细胞增生，汇管区扩大，纤维组织增生，弓形纤维形成，部分汇管区小胆管及血管增生伴胆管扩张，个别汇管区结构异常。炎症分级：0~1级。纤维化分期：2~3期。免疫组化染色：肝细胞 HBsAg、HBcAg 均阴性，CD34 血管阳性。CK7：胆管上皮细胞、祖细胞阳性。GS 中央静脉周围肝细胞散在阳性，A1AT 阴性。特殊染色：Masson 染色显示弓形纤维形成，网状纤维染色显示肝板结构正常，未见 α1 抗胰蛋白酶抗体，铁染色未见含铁血黄素沉积，铜染色阴性，铜结合蛋白染色阴性。

结论：肝小叶炎症轻微，未见界面炎，汇管区明显扩大伴纤维组织及大小不等的小胆管伴部分胆管扩张，胆管周围无明显炎症细胞浸润，间质小血管结构异常，个别汇管区血管结构异常。

先天性肝纤维化

CHF（congenital hepatic fibrosis，CHF）是一组少见的常染色体隐性遗传性疾病，临床以门静脉高压和肝功能正常为特点，是纤维多囊病的一种，常合并常染色体隐性遗传性多囊肾和（或）肝内、外胆管发育异常。临床表现差异明显，可表现为门静脉高压及其并发症、复发性胆管炎，或终生无症状，尸检偶然发现。该病发病率低，有文献报告为 1/40000~1/20000。50% 的患者可因消化道大出血死亡。肝组织病理检查是诊断 CHF 的金标准，其特征性病理特点：①在肝小叶保持完整无损的状况下汇管区极度纤维化，中央静脉仍位于肝小叶的中央，即肝小叶微循环保持不变，这是与肝硬化假小叶的重要区别。②纤维间隔内可见胆管板发育畸形，这是先天性肝纤维化特有的形态。③肝细胞板排列大致正常，一般无肝细胞结节性再生，无典型的假小叶结构，可伴有肝内胆管发育畸形或海绵状扩张。

临床上先天性肝纤维化分为 4 型：①门静脉高压型。主要表现为上消化道出血、腹水、脾大和脾功能亢进、门脾静脉扩张、侧支循环开放，尤其食管胃底静脉侧支循环开放所致的破裂出血会有致命风险。②胆汁淤积型和复发性胆管炎。有胆汁淤积的表现。③混合型。兼有门静脉高压和胆管炎两型共同特征。④无症状潜伏型。无门静脉高压和胆管炎等相关临床表现，需经肝穿刺病理活组织检查才能确诊。

本例患者以门静脉高压、上消化道出血为主要表现，肝组织未发现胆汁淤积表现，故应属门静脉高压型。在门静脉高压型和胆汁淤积型患者一般不出现 ALT、AST 升高，但在本病例中出现 ALT、AST 升高，表明出现肝细胞损伤。早期研究认为在门静脉高压型和胆汁淤积型均属于胆汁淤积型肝病。在胆汁淤积型肝病中，胆汁酸直接毒性诱导的细胞凋亡是肝细胞损伤的主要原因。但近期研究证实，活体内胆汁酸不是直接导致胆汁淤积型肝损伤的原因，而是作为炎症刺激剂，直接活化肝细胞中信号转导途径来生成促炎性介质，募集了白细胞等炎性细胞介导胆汁淤积期间肝损伤。此外，在胆汁淤积型肝损伤动物模型中发现，白细胞积聚介导胆汁淤积型肝细胞损伤是血小板依赖性的。清除和抑制血小板，可明显减轻白细胞介导的肝细胞损伤。在门静脉高压型中由于脾功能亢进，血小板数不足，白细胞在肝内积聚减少，肝功能损伤较轻微。本例患者肝组织提示轻微病变，符合上述表现。

先天性肝纤维化是一种由多囊肾 / 多囊肝病变 1 基因（polycystic kidney and hepatic disease 1 gene，PKHD1）突变造成的遗传性相关胆管病变。该基因定位于人染色体 6p21，最长开放阅读框架约 12.2 kb，由 66 个外显子组成，编码 4074 个氨基酸组成的蛋白 fibrocystin/polyductin（FPC），此蛋白在肝脏中位于胆管上皮的初级纤毛，是一个大的受体样蛋白，其结构包括大部分位于细胞膜外的胞外段，跨膜段及一个相对较短的胞质尾区，主要生理功能为调节胆管上皮分泌胆汁的能力，还可通过促进细胞分化相关蛋白的表达，参与胆管分化成熟的过程。PKHD1 基因突变会导致胆管细胞的 FPC 蛋白功能缺陷，使胆管板发育畸形，引起未发育成熟的胆管出现进行性、破坏性、非特异性炎性坏死过程，而此过程会募集巨噬细胞，促使炎性坏死向修复过程转换，胶原纤维过度沉积，门静脉周围逐渐纤维化，压迫门静脉及其分支，进而发展至出现相关临床症状。因此，该疾病进展为门静脉高压主要由胆管破坏致胆汁淤积及局部门静脉压迫导致。

　　先天性肝纤维化最常见的致命性并发症为门静脉高压引起的消化道出血和肝内胆管感染引起的胆管炎。其预后常取决于患者门静脉高压程度、症状、体征等，可通过外科手术分流缓解，亦可采用 TIPS 或内窥镜等治疗。目前能够治愈 CHF 的唯一方法就是肝移植，适用于难治性的门静脉高压和经保守治疗无效反复发作的胆管炎患者，肝移植效果显著。

参考文献

［1］KERR D N, HARRISON C V, SHERLOCK S, et al. Congenital hepatie fibrosis［J］. QJMED, 1961, 30: 90-117.

［2］DE VOSS M, BARBIER F, CUVELIER C. Congenital hepatic fibrosis［J］. Hepatol, 1988, 6: 222-228.

［3］王丽雯，张鸿飞，董漪，等 . 先天性肝纤维化 47 例临床特点及误诊分析［J］. 临床误诊误治，2013, 7（26）: 15-16.

［4］TURKERY B, OCAK I, DARYANANI K, et al. Autosomal recessive polycystic kidney disease and congenital hepatic fibrosis（APPKD/CHF）［J］.Pediatr RAdiol, 2009, 39（2）: 100-111.

［5］GUNAY-AYGUN M, GAHL W A, HELLER T. Congentital hepatic fibrosis overview. In Pagon RA. BIRD T D, DOLAN C R, et al. GeneReviews TM［Interner］. Seattle（WA）: University of Washington, Seattle: 1993-2008.

［6］袁农 . 肝活检病理与临床［M］. 北京：人民军医出版社，2008: 265.

［7］WOOLBRIGHT B L, JAESCHKE H. Novel insight into mechanisms of cholestatic liver injury［J］. World J Gastroenterol, 2012, 18（36）: 4985-4993.

［8］ALLEN K, JAESCHKE H, COPPLE B L. Bile acids induce inflammatory genes in hepatocytes: anovel mechanism of inflammation during obstructive cholestasis［J］. Am J Pathol, 2011, 178（1）: 175-186.

［9］LASCHKE M W, DOLD S, MENGER M D, et al. Platet-dependent accumulation of leukocytes in sinusoids mediates hepatocellular damage in bile duct ligation-induced cholestasis［J］. Br J Pharmacol, 2008,

153（1）：148-156.

［10］SULLIVAN B P, WANG R, TAWFIK O, et al. Protective and damaging effects of platelets in acute cholestatic liver injury revealed by depletion and inhibition strategies［J］. Toxicol Sci, 2010, 115（1）：286-294.

［11］LAZARIDIS K N, STRAZZABOSCO M, LARUSSO N F. The cholangiopathies: disoerders of biliary epithelia［J］. Gastroenterology, 2004, 127（5）：1565-1577.

［12］SHORBAGI A, BAYRAKTAR Y. Experiencr of a single center with congenital hepatic fibrosis: a review of the literature［J］. Gastroenterol, 2010, 16：683-690.

［13］LING S C. Congenital cholestatic syndromes: what happens when children grow up［J］. Gastroenterol, 2007, 21：743-751.

（李孝楼）

专家点评

　　先天性肝纤维化的临床表现类似于肝硬化，影像学上二者也难鉴别，肝组织病理和基因 PKHD1 检测可明确诊断。该病人为青少年，其弟弟为不明原因肝硬化，故应首先考虑遗传性肝病可能性大，最终经肝组织病理诊断，但患者无多囊肾 / 多囊肝表现，建议基因检测以进一步确定。

（林明华）

病例 9

一例考虑阻塞性黄疸的肝结节性再生性增生

内 容 提 要

● 在肝脏疾病的日常诊疗中，有很大一部分就诊的患者常常表现为尿黄、眼黄及皮肤黄等黄疸症状。

● 我国的黄疸患者的病因，大多数为病毒性肝炎（19.6%）、药物性（18.2%）、酒精性（5.6%）、自身免疫性肝病（包括 AIH 和 PBC，共占 18.2%）以及病因不明（5.6%）。

● 肝结节性再生性增生（nodular regenerative hyperplasia，NRH）是临床上比较少见的累及全肝的肝细胞弥漫性结节状病，是非肝硬化性门静脉高压的主要原因之一（占 14%~27%）。

● 虽然临床上 NRH 多为肝硬化表现，但是也有部分患者表现为黄疸升高，甚至进展至肝功能衰竭。

● 本例黄疸原因待查的患者，最终病理证实为 NRH，提示我们对于黄疸原因待查的患者，尤其是影像学提示合并肝硬化、门静脉高压时，需考虑 NRH 可能。

病 史 摘 要

患者女性，67 岁，长乐人，以"尿黄、眼黄、皮肤黄，伴皮肤瘙痒 10 天"为主诉，于 2015 年 1 月 24 日入院。入院前 10 天患者无明显诱因出现尿黄、眼黄，皮肤黄及瘙痒，无皮疹及排陶土样便，当时未重视未诊治，至入院前 2 天症状无改善，遂就诊长乐市第二人民医院。查血常规正常。肝功能：ALB 41.9g/L，TBil 92.1μmol/L，DBil 60.8μmol/L，ALT 605U/L，AST 216U/L，GGT 943U/L，CHOL 9.56。乙肝两对半示：HBsAb 阳性，余阴性；HCV 抗体阴性；AFP、CEA 均阴性。腹部彩超：肝实质回声稍增强，胆囊多发沙石；右肾小结石，左肾钙化灶；左肾无回声区、考虑囊肿可能；胰、脾、双侧输尿管未见明显异常。腹部 CT 平扫：胆囊腔密度增高，请结合临床，左肾小结石。外院拟"胆石症"，予保肝、退黄等治疗（具体不详），症状未缓解。为进一步诊治，转诊我院。

既往史 高血压病。

入院体格检查 T 36.5℃，P 74 次 / 分，R 17 次 / 分，BP 135/69mmHg，Wt 60kg。神志清晰，皮肤、巩膜中度黄染，未见肝掌及蜘蛛痣，未见皮疹及出血点；心、肺听诊无异常；腹平软，全腹无压痛、反跳痛，肝脾肋下未触及，墨菲征阴性，腹部移动性浊音阴性，双下肢无水肿，扑翼样震颤阴性，双侧踝阵挛未引出。

辅助检查 入院后查肝功能：TBil 151.8μmol/L，DBil 102.8μmol/L，ALT 294U/L，AST 92U/L，GGT 976U/L，ALP 279U/L，TBA 205.0μmol/L。CRP 正常，PCT 0.065ng/mL。血常规、凝血功能正常，PRO-BNP、cTnI 正常。尿常规：Bil 2+，BLD 1+。粪常规 +OB 正常。CEA、AFP、CA125、CA153、CA199 均正常。乙肝两对半定量：抗 -HBs 抗体 76.15mU/mL，阳性，余均阴性。HBV-DNA 未检测到病毒核酸。肝炎病原学甲、丙、丁、戊检测均阴性。HIV、梅毒抗体均阴性。CMV-IgG 阳性、CMV-IgM 阴性。甲状腺功能正常；自身抗体阴性。特定蛋白正常。腹部彩超示：肝内回声粗，胆囊结石，双肾结石，右肾钙化灶，绝经后子宫；脾、胰腺所见部分、双肾、双侧输尿管、双侧肾上腺区、膀胱、双侧附件区、下腔静脉肝后段、腹主动脉所显示段未见明显异常；肝门区及腹腔大血管未见明显肿大淋巴结，未见腹水。心电图：左心室高电压；部分导联 ST 改变。心脏彩超：房室大小及室壁运动未见明显异常；左心室松弛减退，LVEF 值正常；主动脉退行性变伴中度反流；升主动脉增宽。肺部 CT 平扫：左肺条索影，建议择期复查；主动脉硬化。肝脏 MRI 平扫 + 增强 +MRCP 示：肝脏纤维化；肝内多发囊肿；胆囊壁增厚，左右胆管稍扩张；双肾囊肿；肝门区淋巴结影；MRCP 示胆囊内显示欠清，泥沙样结石（？）。

问题 1：如何判断患者目前的诊断

患者为老年女性、病程短，表现尿黄、眼黄、皮肤黄，伴皮肤瘙痒，查体见皮肤、巩膜黄染，未见肝掌、蜘蛛痣等慢肝特征。肝功能异常，表现为黄疸以 DBil 升高为主，GGT 明显升高，肝炎病原学、自身抗体均阴性，MR 提示胆囊结石，左右胆管扩张，梗阻表现（？）。考虑诊断：胆囊结石，阻塞性黄疸（？）。

诊疗经过

入院后予以保肝治疗，方案如下。①保肝：健体素、异甘草酸镁、门冬氨酸鸟氨酸。②改善肝脏循环：前列地尔。③改善皮肤瘙痒症状：氯苯那敏。患者肝功能逐渐改善。

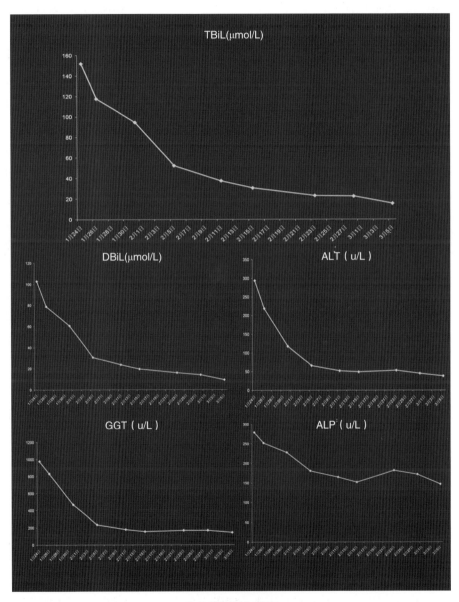

生化指标转归情况

患者为老年女性，此次发病病程短，表现尿黄、眼黄、皮肤黄，伴皮肤瘙痒，肝功能异常，黄疸以 DBil 升高为主，GGT 明显升高，肝炎病原学、自身抗体均阴性，MR 提示胆囊结石，左右胆管扩张，梗阻表现？似乎符合阻塞性黄疸的表现，但入院后未解除梗阻因素，仅行保肝退黄治疗有效，且肝脏 MRI 示肝脏纤维化。因此要考虑是否有潜在的慢性肝病基础。

在患者肝功能改善后，建议行肝组织穿刺术。肝活检病理（2015 年 3 月 2 日）报告，光镜：①肝小叶轻度淤胆伴轻微肝小叶炎，部分胆管上皮萎缩、损伤，小叶间动脉玻璃样变及轻度纤维组织增生。②考虑结节性再生性增生（NRH）。建议查肝脏动脉系统是否狭窄、详细询问药物 / 毒物接触史和有无遗传代谢性病史。电镜：脂肪性肝炎。结合实验室检查、影像学检查及肝脏活检病理结果，该例患者诊断为：肝结节性再生性增生。

肝结节性再生性增生

肝结节性再生性增生（nodular regenerative hyperplasia，NRH）是以肝细胞结节形成并伴有轻度纤维化为病理特点的慢性非硬化性肝脏疾病，是非硬化性门静脉高压的主要病因之一，临床表现为较长的无症状期，此后约 50% 的患者出现门静脉高压、食管静脉曲张和腹水。1953 年 Ranstrom 首先以"粟粒样肝细胞腺瘤病"描述 NRH，1959 年 Steiner 正式提出 NRH 的命名。1990 年 Wanless 对 NRH 进行系统描述，其根据 2500 例尸检结果，报道其发生率为 2.6%，在 80 岁以上人群增至 5.3%，男女发病率无明显差异，并进一步提出病理诊断标准：肝实质中出现弥漫性直径小于 3 mm 的再生性小结节，周围无纤维组织包绕（结节分化程度在 G0~G3+），可见纤维间隔（G0~3）。肝脏活检组织只要符合 G3+ 分化结节和 G0~1 纤维间隔标准，即可诊断为 NRH。其病因尚未明确，普遍认为门静脉的末级分支闭塞，血管内皮损伤，血供减少的肝细胞萎缩，血供正常的肝细胞增生形成再生结节，其伴有的门静脉高压可为窦前性或窦性。门静脉系统的微血栓或阻塞造成 NRH 基本病理改变，肝内血流不均衡分布及微循环障碍导致适应性重构，部分为可逆性改变。NRH 需与常见肝脏结节病灶相互鉴别。

结节性肝损害的比较

	Nodular Regenerative Hyperplasia	Focal Nodular Hyperplasia	Hepatic Adenoma	Partial Nodular Transformation	Large Regenerative Nodule	Cirrhosis
Location/distribution of nodules	Numerous; diffuse	Usually single	Usually single	Single or multiple; hepatic hilum or large portal areas	Single or multiple; diffuse	Numerous; diffuse
Typical size of nodules	1-3 mm	<5 cm	3-15 cm	>3-5 cm	>3-5 cm	Variable
Fibrosis	Absent to minimal perisinusoidal fibrosis	Present in septae of central scar; remainder of liver normal	Absent to minimal	Absent to minimal	Absent to minimal	Present, significant
Imaging characteristics	CT: may be normal or have diffuse nodularity in heterogeneous hepatic parenchyma; may see evidence of portal hypertension	CT/MRI: central feeding artery with enhancement in arterial phase; rapid washout and isointensity to liver in delayed imaging	CT: heterogeneous nodule due to necrosis, fat, hemorrhage; early arterial enhancement	CT: nonspecific nodule near hepatic hilum; may enhance in portal phase	CT: nonspecific hypodense nodule	CT/MRI: diffuse nodularity; may see evidence of portal hypertension
Portal hypertension	May be present	None	None	May be present	May be present	May be present
Histology	Presence of nodules <3 mm in diameter without surrounding fibrosis	Normal-appearing hepatocytes; dense central stellate scar with radiating septa; proliferating bile ductules	Large plates of normal-appearing hepatocytes; dilated sinusoids; no true capsule; no bile ductules	Normal-appearing hepatocytes in nodules near hepatic hilum; no significant fibrosis	Normal-appearing hepatocytes in nodules; no significant fibrosis within or surrounding nodule	Small or large nodules; hepatocytes may have dysplastic features; nodules surrounded by fibrosis

Abbreviations: CT, computed tomography; MRI, magnetic resonance imaging.

NRH 临床表现主要为门静脉高压及并发症，少数出现黄疸，也有病例表现为肝衰竭，甚至需要肝肾联合移植。多项病例报道提示 NRH 与全身系统性疾病关系密切，合并的临床情况多为自身免疫病、血液系统疾病、肿瘤以及先天性疾病；此外一些有皮质激素、免疫抑制剂、细胞毒药物等用药史患者也可并发 NRH；或有门静脉发育不全、先天性心脏病以及 HIV 感染。普遍认为，这些病因所导致的血管炎导致肝内动脉的急慢性炎症反应，引起肝门静脉闭塞和血栓栓塞，进一步导致肝内血流灌注紊乱失衡，进而引发了 NRH。此外，有病例报道提示 NRH 可表现为单一肝脏占位（最大 10 cm），可无门静脉高压。同时也有报道 NRH 可伴发肝细胞癌（HCC），认为 NRH 是肝脏原发的增殖性病变，甚至癌前病变。肝细胞发育异常见于 20%~42% 的 NRH 病例，关于 NRH 和肝癌的关系仍有待进一步研究。

NRH 因其病程隐匿，常被漏诊或误诊。诊断多需肝穿刺活检术，组织学证据和门静脉高压是诊断 NRH 的重要条件。常规 HE 染色难以区分 NRH 的萎缩 - 再生性病变，需进一步做网硬蛋白染色。

NRH 患者的治疗主要针对合并的系统性疾病及门静脉高压等并发症，针对 NRH 本身并无特效治疗。对于食管胃底静脉曲张引起的上消化道出血也可用非选择性 β 受体阻滞剂，内镜下硬化剂注射及套扎治疗。采用经颈静脉肝内门体静脉分流术（TIPS）对于 NRH 门静脉高压的疗效确切，但容易并发肝性脑病，可以作为等待肝移植患者的过渡治疗。NRH 患者的预后取决于门静脉高压的严重程度、诊治疗效以及合并的系统性疾病的严重程度；如系统性疾病得以控制，NRH 预后较肝硬化为好。表现为肝占位而无门静脉高压的 NRH 患者预后较好。

本例患者肝脏影像学并未发现肝脏结节，且辅助检查表现为胆汁淤积（TBil、DBil 均升高），胆系酶升高（GGT、ALP），最后依靠肝脏活检病理才最终明确诊断，患者出院时肝功能基本恢复正常。该患者并未出现肝硬化及门静脉高压表现，提示预后较好。后期随访过程中，未再出现黄疸症状。本病例充分说明肝脏活检在肝病诊疗中的重要性。

参考文献

［1］DOGAN E, OZGUR R, ERCAN V, et al. Nodular regenerative hyperplasia of the liver: a case report［J］.Turk J Gastroenterol, 2003, 14（1）: 64-67.

［2］LEE M, IZZY M, AKKI A, et al. Nodular Regenerative Hyperplasia: A Case of Rare Prognosis［J］.Journal of Investigative Medicine High Impact Case Reports, 2017, 1~5［2017-3-28］: DOI: 10.11771.

［3］STEINER P E. Nodular regenerative hyperplasia of the liver［J］. Journal of the Chinese Medical Association, 2008, 71（10）: 523-527.

［4］RESHAMWALA P A, Kleiner D E, Heller T. Nodular regenerative hyperplasia: not all nodules are created equal［J］. Hepatology, 2010, 44（1）: 7-14.

［5］HARTLEB M, GUTKOWSKI K, MILKIEWICZ P. Nodular regenerative hyperplasia: evolving concepts on underdiagnosed cause of portal

hypertension [J]. World Journal of Gastroenterology, 2011, 17 (11):
1400-1409.

[6] JIANG L, WANG H G, TAN Y K. Analysis of 214 cases of clinical manifestation and histopathological features in percutaneous liver biopsy for the icteric with unrecognized reasons [J]. China Journal of Modern Medicine, 2007, 116 (7): 3811-3815.

[7] 刘金晶, 李梦涛, 李菁, 等. 肝结节性再生性增生22例并文献复习 [J]. 中华临床医师杂志 (电子版), 2011, 05 (24): 7377-7381.

（林升龙　高海兵　林明华）

专家点评

　　本例病人表现为不明原因的肝功能异常，病程中黄疸以 DBil 升高为主，GGT 明显升高，肝炎病原学、自身抗体均阴性，MR 提示胆囊结石，左右胆管扩张，梗阻表现。容易考虑阻塞性黄疸、胆石症可能，但还需注意 MR 提示肝纤维化改变，需要我们进一步明确可能诊断，在没有禁忌证的前提下，肝组织活检术是诊断不明原因肝病病因的重要手段，该病人经肝组织病理活检最后确诊。

（林明华）

病例 ⑩

持续黄疸的儿童肝硬化

内容提要

● 肝硬化是临床常见的慢性进行性肝病，由一种或多种病因长期或反复作用形成的弥漫性肝损害。

● 肝硬化的主要致病因素包括嗜肝病毒、长期饮酒、自身免疫性肝病等，但有时往往找不到病因。

● 跟成人肝硬化患者比较，儿童肝硬化患者的致病因素可能更为复杂，发病过程可能更为隐蔽，往往要到肝硬化失代偿期才被确诊。另外，因儿童有较高生长发育的营养要求，儿童肝硬化患者多存在生长发育迟缓问题，故早期诊断肝硬化、明确病因显得尤为重要。

● 因此对儿童肝硬化患儿的管理，要引起临床医师的重视。

病史摘要

患儿男性，10岁。患儿母亲代诉"尿黄、眼黄10年"，于2016年4月11日入院。10年前于出生后数日即发现尿色深黄，双眼及皮肤黄染，粪便颜色偏浅，无发热、皮疹，就诊某医院，考虑"婴儿肝炎综合征""颅内出血"（不详），家属放弃治疗。生后4月，以"皮肤发黄伴排白陶土便2个月，发热3天（T 38.0~39.0℃）"于2006年3月26日就诊于莆田学院附属医院，查肝功能：TBil 226μmol /L，DBil 146μmol /L，ALT 212U/L，AST 233U/L，GGT 362U/L，ALP 1103U/L，乙肝两对半 HBsAb 阳性，余阴性。CMV-IgM 阴性，CMV-IgG 阴性，拟"婴儿肝炎综合征"治疗10天无改善，转诊福建医科大学附属协和医院（2006年4月）。查肝功能：ALB 31g/L，TBil 215μmol/L，DBil 139μmol/L，ALT 115U/L，AST 151U/L，GGT 1210U/L，ALP 888U/mL，CMV-IgM 阴性。血常规：WBC 13.4×10^9/L，LY 0.74。肝胆动态显像：肝脏增大，肠道可见少量放射性排泄，提示胆道不全梗阻。心脏彩超：先天性心脏病，右肺动脉重度狭窄，卵圆孔未闭。拟"巨细胞病毒感染"，予更昔洛韦25mg q12h治疗5周，尿、眼黄略好转，粪便转黄，即自行出院。此后因尿、眼黄始终未能完全消退，间断就诊于多家省市级医院，并不规则服用中草药治疗，症状均无改善。

个人史 母孕期体健，无感染及发热史，无用药史。G1P1，足月顺产，无窒息抢救史，Apgar评分不详。

生长发育史 体格发育较同龄人明显迟缓。生活可自理，平素智力尚可，学习成绩较差。

家族史 父母非近亲结婚，兄弟姐妹无类似病史。

入院体格检查 神清，面色晦暗，身材矮小（身高112cm，体重22kg），可见肝掌，未见蜘蛛痣。全身皮肤、巩膜中度黄染，心律齐，胸骨左缘2~3肋间闻及收缩期杂音，双侧乳房发育，腹壁可见静脉曲张，腹部膨隆，腹肌软，全腹无压痛及反跳痛，肝脾肿大明显，移动性浊音阳性，双下肢轻度凹陷性水肿。

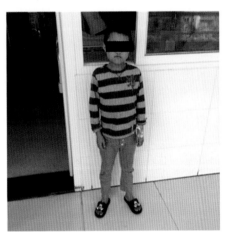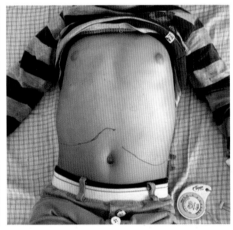

辅助检查 肝功能：ALB 20g/L，TBil 101μmol/L，DBil 70μmol/L，ALT 121U/L，AST 259U/L，GGT 200U/L，ALP 545U/L。血常规：WBC 4.55×10^9/L，N 0.61，HB 100g/L，PLT 71×10^9/L，PTA 49%。乙肝两对半全阴性、HBV-DNA阴性，甲丙丁戊肝抗体阴性。自身抗体阴性，CMV-IgM阴性、IgG 7.26U/mL（0~1），尿CMV-DNA阴性。EB早期抗原IgM阴性，衣壳抗原IgM阴性，衣壳抗原IgG阳性，核抗原IgG阳性。血EB-DNA阴性，CER 0.196g/L，24h尿铜303.4μg（0~100）。肺部CT平扫：双肺纹理增粗，腹水，胸椎未见异常。彩超：肝大，肝内声像符合肝硬化表现伴侧支循环建立、巨脾，腹水。角膜后胚胎环阳性。

问题 1：此时患者肝硬化失代偿期已明确，考虑肝硬化的病因是什么？接下来还需要做哪些辅助检查

据病史、体征和辅助检查，可考虑的病因为：巨细胞病毒感染？肝豆状核变性？其他？

1. 巨细胞病毒感染 宫内巨细胞病毒感染可累及多脏器，出生后短期内出现黄疸、肝脾肿大、发育迟缓、脑实质受累导致小头畸形，智力障碍、癫痫、颅内钙化、听力障碍，可合并先天性心脏病。患者发病初期有发热，淋巴细胞升高，CMV-DNA 阳性。受染细胞呈巨细胞化，胞质、胞核可见巨细胞病毒。根据患者的病史及患者辅助检查结果，考虑巨细胞病毒感染导致肝硬化可能性大。但巨细胞病毒在人群中感染非常广泛，中国成人感染率达 95% 以上，故该诊断应该慎重，须排除其他病因后才可考虑该诊断。

2. 肝豆状核变性 肝豆状核变性（hepatolenticular degeneration，HLD）由 Wilson 在 1912 年首先描述，故又称为 Wilson 病（Wilson disease，WD）。是一种常染色体隐性遗传的铜代谢障碍性疾病，致病基因 ATP7B 定位于染色体 13q14.3，编码一种 1411 个氨基酸组成的铜转运 P 型 ATP 酶。ATP7B 基因突变导致 ATP 酶功能减弱或消失，引致血清铜蓝蛋白（ceruloplasmin，CP）合成减少以及胆道排铜障碍，蓄积在体内的铜离子在肝、脑、肾、角膜等处沉积，引起进行性加重的肝硬化、锥体外系症状、精神症状、肾损害及角膜色素环（Kayser-Fleischer ring，K-F 环）等。本病在中国较多见。WD 发病年龄多在 5~35 岁，男性比女性稍多。该患者 10 岁，男性，铜蓝蛋白 0.196g/L，24h 尿铜 303.4μg，肝脏肿大，肝豆状核变性不能排除，由于铜蓝蛋白由肝脏合成，故肝脏疾病本身就会导致铜蓝蛋白的下降，K-F 环是本病的重要体征，出现率达 95% 以上。K-F 环位于巩膜与角膜交界处，呈绿褐色或暗棕色，宽约 1.3mm，是铜在后弹力膜沉积而成。由于 K-F 环临床上较少见，易导致误诊，需由经验丰富的眼科医师来诊断。

诊疗经过

为了明确病因，我们对该患者进行了肝活组织穿刺病理检查和肝豆状核变性基因检测。

患儿肝豆状核变性相关基因测序结果

基因名称	检测位点	突变类型	突变位点
ATP7B	Exon10	点突变	A→G（c2495）杂合 p.Lys832Arg
	Exon12	点突变	A→G（c2855）杂合 p.Lys952Arg
	Exon16	点突变	T→C（c3419）杂合 p.Ala1140Val

肝活组织穿刺病理检查病理结果：肝硬化伴假小叶周围水肿及铜颗粒沉积，符合胆汁性肝硬化改变，纤维间隔内小胆管缺失，病因首先考虑胆管缺失相关性病变 Alagille syndrome，必要时建议行 Notch1 和 JAG1 基因检测。

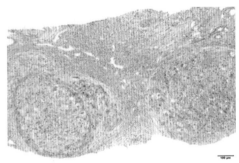

HE- 显示胆汁性肝硬化典型形态，假小叶形成，假小叶周围水肿，肝细胞高度水肿，部分气球样变

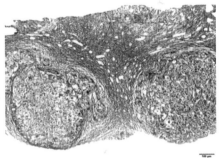

Masson 染色：胶原纤维染色

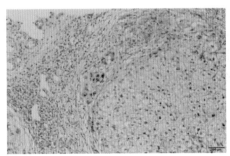

铜颗粒沉积以肝 1 区为主

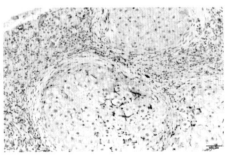

CD1 仅局灶区域显示正常毛细胆管的表达模式

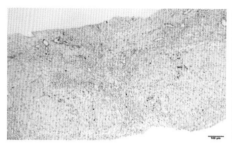

CD10 显示毛细胆管损伤

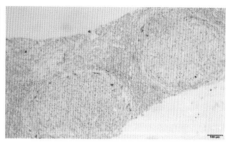

CK7 显示小胆管消失，残留少量细胆管

据肝穿刺病理结果，肝组织中未见巨细胞病毒包涵体，故不支持巨细胞病毒感染诊断。我国 WD 患者的 ATP7B 基因有 3 个突变热点，即 R778L、P992L 和 T935M，占所有突变的 60% 左右。近年来有研究发现除 ATP7B 以外，其他基因如 COMMD1、XIAP、Atox1 等也与该病相关。该患儿的基因突变位点未见导致肝豆状核变性的报道，考虑为非致病性基因突变，并且根据肝穿刺病理结果未见肝组织大量铜沉积，根据肝豆状核变性评分系统，评分为 2 分，故不支持肝豆状变性诊断。

肝豆状核变性评分系统

常规指标	分值	特殊检查	分值
K-F 环		肝铜（无胆汁淤滞者）	
有	2	> 5ULN	2
无	0	> 4 μmol/g	1
神经系统症状		0.8~4 μmol/g	0
重度	2	正常（< 4 μmol/g）	−1
轻度	1	罗胆宁阳性的颗粒	1
无	0	尿铜（无急性肝炎者）	
铜蓝蛋白		正常	0
正常（> 0.2g/L）	0	1~2ULN	1
0.1~0.2g/L	1	> 2ULN	2
< 0.1g/L	2	正常，但使用青霉胺后 > 5ULN	2
Coombs 阴性溶血性贫血		突变分析	
有	1	两个染色体均有突变	4
无	0	一个染色体有突变	1
		无突变	0

注：≥ 4 分，诊断成立；3 分，疑似诊断，需进一步检查；≤ 2 分，排除诊断

该病例出生时即发病，以胆汁淤积为主要表现，同时有先天性心脏病：右肺动脉重度狭窄，卵圆孔未闭，角膜后胚胎环，肝组织病理见纤维间隔内小胆管缺失，故该患儿诊断 Alagille 综合征。

Alagille 综合征

Alagille 综合征是一种常染色体显性遗传的多系统疾病，人群患病率达 1∶30000。94% ALGS 由 JAG1 基因突变或缺失所致，1.5% 由 NOTCH2 基因突变导致，4.5% 未检测到基因突变。基因突变导致 Notch 信号通路缺陷，从而影响肝脏、心脏、脊椎、面部和眼睛等多个器官或系统。 肝脏：生后3 个月内即开始出现胆汁淤积，黄疸、皮肤瘙痒、白陶土样便及高脂血症，肝脾肿大多见。心脏：肺动脉病变多单发，也可与其他心脏病变同时出现，其中周围肺动脉和肺动脉瓣狭窄占 67%，法洛四联症占 16%，其他畸形包括室间隔缺损、房间隔缺损、主动脉瓣狭窄和主动脉缩窄等。骨骼：可出现骨骼发育障碍和骨质流失，表现为脊柱畸形、蝶形椎骨（发生率 46%）、椎体融合、隐性脊柱裂等。少数患者出现四肢骨骼病变，如骨质疏松或骨质缺失，上下肢缩短、浮肋缺如、股骨病理性骨折等。面部：典型面部畸形，如前额宽阔、眼窝深陷、耳郭突出、眼距增宽、尖下巴，整张脸犹如一个三角形，呈 V 字。眼部：ALGS 影响角膜、结膜、视网膜、视盘等，各种眼科症状都有可能发生。以角膜后胚胎环最常见，发生率 90%，多发生于角膜内皮和虹膜小梁网。其他：约 40% 的 ALGS 患者合并肾脏受累，如肾小管性酸中毒、肾发育不良、蛋白尿、肾囊肿、尿路梗阻等。也可导致生长发育障碍、运动迟缓、胰腺功能不全。

Alagille 综合征临床标准如下。

（1）心脏：周围肺动脉狭窄、法洛四联症、室间隔缺损、房间隔缺损、主动脉狭窄。

（2）肾脏：肾发育不良、多囊肾、孤立肾、异位肾、马蹄肾、肾小管性酸中毒、肾脂质沉积、肾动脉狭窄、成人发病的肾衰竭。

（3）眼部：角膜后胚胎环、视网膜色素改变、虹膜发育不全、棋盘格样眼底、玻璃膜疣。

（4）脊柱：蝴蝶椎。

（5）面部：典型的 ALGS 面部特征。

Alagille 综合征诊断标准

家族史	胆管稀疏	JAG1 突变	临床标准数目
无	有	无	≥ 3
无	无	无	≥ 4
无	无	有	≥ 1
有	有	无	≥ 1
有	未知	无	≥ 1
有	无	有	任何或更多

问题 2：对该病例的思考：儿童肝硬化的常见病因

　　儿童肝硬化的临床特征及病因较成人复杂，其临床表现往往不典型且隐匿，易导致误诊，就诊时往往已发展为肝硬化失代偿阶段。由于导致儿童肝硬化的病因复杂，给明确病因带来了很大的难度，故在寻找肝硬化病因时应注意每一个细节，尤其病史询问尤为重要，询问不仅应涉及先前肝病基础，还要包括输血史、药物使用史、出生时有无胆汁淤积、感染和肠外营养史等。如 α-1 抗胰蛋白酶缺乏可导致新生儿胆汁淤积，长期肠外营养可以导致肝损害并进展为肝硬化；患儿母亲是否有肝病史，如乙型肝炎、丙型肝炎、自身免疫性肝病史等。尤其针对 5 岁以上肝硬化儿童应注意询问有无肝豆状核变性家族史。

　　儿童肝硬化患儿的临床症状与成人肝硬化相似，也可表现为腹水、门静脉高压、肝性脑病等，但肝硬化患儿多存在生长发育迟缓。肝硬化患儿的治疗与成人患者并无明显不同，但患儿存在较高生长发育营养需求，故应重视肝硬化患儿的营养评估及治疗。

导致儿童肝硬化的主要病因及检查方法

主要病因	检查方法
胆管阻塞	超声、CT、MR、MRCP
胆管闭锁	
胆总管囊肿	
胆管结石	
胆管狭窄	

主要病因	检查方法
家族性肝内胆汁淤积 Alagille 综合征 FIC1 缺乏（ATP8B1） BSEP 缺乏（ABCB11） MDR3 缺乏（ABCB4） 胆汁酸缺乏综合征	相关基因检测、肝活检
病毒性肝炎 乙型、丁型病毒性肝炎 丙型病毒性肝炎 遗传代谢性疾病	肝炎病原学检测
α-1- 抗胰蛋白酶缺乏症	血清 α-1- 抗胰蛋白酶
Ⅲ型、Ⅳ型糖原累积症	肝活检组织糖原染色阳性
半乳糖血症	尿液还原糖定性 / 定量测定
果糖血症	果糖耐量试验
Ⅰ型酪氨酸血症	血酪氨酸和甲硫氨酸 尿 4- 羟基苯衍生物
肝豆状核变性 线粒体缺陷导致肝病	铜蓝蛋白、尿铜、肝铜、肝活检、角膜 K-F 环；驱铜试验、基因检测
迟发性皮肤卟啉病	尿卟啉原脱羧酶
囊性纤维化	胰蛋白酶
血色素沉着症	肝功能异常、血糖升高及皮肤、黏膜色素沉着、血清铁含量增高
沃尔曼病 药物和毒物 全胃肠外营养	胆固醇酯水解酶

主要病因	检查方法
异烟肼	
甲氨蝶呤	
维生素 A 中毒	
自身免疫性疾病	
自身免疫性肝炎	抗核抗体、抗平滑肌抗体、抗肝肾微粒体抗体
原发性硬化性胆管炎	肝功能、MRCP、肝组织病理
血管性病变	
布加综合征	B 超、CT、MR、血管造影
肝静脉闭塞性疾病	
先天性心脏病	
充血性心力衰竭	
缩窄性心包炎	
其他：脂肪性肝病，新生儿肝炎，Zellweger 综合征	

常见代谢性肝病检查步骤如下。

（1）空腹低血糖 + 代谢性酸中毒→糖代谢缺陷（？）→尿还原糖定量 / 果糖耐量 / 胰高血糖素刺激试验→肝活检→糖原定量 + 电镜→酶学 / 基因检查。

（2）代谢性酸中毒 +AG 增宽（＋发作性肝病 / 脑病危象）→氨基酸、有机酸代谢异常 / 脂肪酸氧化缺陷（？）→尿 / 血特异生化分析 + 酶学或基因检查。

（3）血清铜蓝蛋白降低→ Wilson 病？→ K-F 环 +24h 尿铜定量 / 驱铜试验→基因分析。

（4）高血氨 + 呼吸性碱中毒 + 惊厥 / 脑病发作→尿素循环酶缺陷（？）→生化 / 酶学 / 基因检查。

（5）生长落后 / 特殊面容 / 骨骼异常→黏多糖病（？）→尿液黏多糖定性 / 定量→酶学检查。

（6）肝活检 / 骨髓穿刺或活检→戈谢细胞 / 泡沫细胞或特征性超微病变→戈谢病 / 尼曼 - 匹克病（脂质沉积性肝病）（？）→酶学 / 基因检查。

（7）胆汁淤积＋γ-GT↓/正常→血初级胆酸测定：无初级胆酸→胆酸合成障碍（？）→胆酸分析：有初级胆酸→家族性肝内胆汁淤积（？）→肝活检→基因分析。

（林　勇　林辰青　黄祖雄　林　春）

参考文献

[1] ALAGILLE D, ODIEVRE M, GAUTIER M, et al. Hepatic ductular hypoplasia with characteristic facies, vertebral malformations, retarded physical,mental and sexual development and cardiac murmur [J]. J Pediatr, 1975, 86: 63-71.

[2] ALAGILLE D, ESTRADA A, HADCHOUEL M, et al. Syndromic paucity of interlobular bile ducts [J]. J Pediatr, 1987, 110: 195-200.

[3] WANG J S, WANG X H, ZHU Q R, et al. Clinical and pathological characteristics of Alagille syndrome in Chinese children [J]. World J Pediatr, 2008, 4: 283-288.

[4] YOUSSEF N N, MEZOFF A G, CARTER B A, et al. Medical update and potential advances in the treatment of pediatric intestinal failure[J]. Curr Gastroenterol Rep, 2012, 14: 243-252.

[5] ROBERTS E A, SCHILSKY M L. Diagnosis and treatment of Wilson disease: an update [J].Hepatology, 2008, 47: 2089-2111.

（林　勇　林　春）

专家点评

　　导致儿童肝病、肝硬化的病因复杂，需要临床医生详细询问病史、体格检查与必要的辅助检查。尤其要了解家族史，必要时可进行肝组织活检，及针对性基因检测，方可明确诊断。儿童肝硬化的临床表现与成人肝硬化有相似之处，但肝硬化的患儿还存在生长发育迟缓，甚至智力问题，需要临床及时诊断与治疗，方能减少以上的损害。

（林榕生）

激素治疗后发生真菌感染的自身免疫性肝炎肝衰竭

内容提要

● 自身免疫性肝炎是一种由针对肝细胞的自身免疫反应所介导的肝脏实质炎症，以血清自身抗体阳性、高免疫球蛋白G和/或 γ - 球蛋白血症、肝组织学上存在界面性肝炎为特点，如不治疗常可导致肝硬化、肝衰竭。

● 本例患者系自身免疫性肝炎发展至肝衰竭合并真菌感染，最终抢救无效。

病史摘要

患者女性，55岁，因"乏力、食少、尿黄、眼黄2个月"于2015年1月18日入院。患者于入院前2个月无明显诱因出现乏力、食欲减退、感全腹胀、腹围增大、尿量减少、尿黄如浓茶水样，并发现眼黄、皮肤黄，无发热、咳嗽，无恶心、呕吐、腹痛、腹泻，无皮肤瘙痒及粪便颜色变浅，未及时诊治。2014年12月4日住于当地医院，查肝功能：ALB 31g/L，TBil 133μmol/L，DBil 84μmol/L，ALT 643U/L，AST 858U/L，GGT 215U/L。肝炎病原学：均阴性。胸部CT：①双肺间质性改变伴感染。②右侧少量胸腔积液。③心影增大。腹部MR：①胆囊炎。②少量腹水。诊断：①肝功能异常原因未明。②肺部感染。予复方甘草酸苷、腺苷蛋氨酸保肝、退黄，前列地尔改善肝脏微循环，头孢噻肟抗感染等治疗，6天后病情加重，于2014年12月10日转诊住于某三甲医院。查血常规：WBC 6.74×10^9/L，N 0.705，PLT 142×10^9/L，CRP 16.7mg/L，PCT 0.81ng/mL。肝功能：ALB 25g/L，TBil 234μmol/L，DBil 161μmol/L，ALT 499U/L，AST 545U/L，GGT 108U/L，CHE 2299U/L。凝血功能：PT 18.3s（PTA 50%~60%），FIB 1.64g/L，INR 1.58。自身抗体：p-ANCA、ANA、SSA抗体均阳性，余阴性。免疫球蛋白：IgG 43.2g/L，IgA、IgM正常。腹部彩超：①胆囊壁呈弥漫性增厚。②胆囊结石。③脾肿大。④肝、胰未见明显异常。⑤门静脉未见明显异常。肺CT平扫：①双侧间质性炎症伴右侧少量积液。②纵隔多发淋巴结影。诊断自身免疫性肝炎，肺部感染，予腺苷蛋氨酸保肝退黄，人体白蛋白支持治疗，头孢米诺抗感染，甲泼尼龙（40mg/d）（2014年12月12日始）。先后行3次人工肝单纯血浆置换术，患者病情仍继续加重，黄疸仍继续上升，故于2014年12月25日始甲泼尼龙加量至80mg/d，黄疸仍无减退，肺部感染无好转，于2015年1月9日始甲泼尼龙减量至60mg/d，并停用头孢米诺改用氨曲南抗感染，患者病情仍无好转，黄疸无减退，腹胀加重，并出现双下肢水肿，于2015年1月18日转入我院。

既往史 素健，个人史、婚育史、家族史无特殊。

入院体格检查 T 36.8℃，P 80次/分，R 20次/分，BP 93/61mmHg。神志清晰，皮肤、巩膜重度黄染，口腔可见大量白色附着物，不易拭去，双肺呼吸音低，可闻及少许湿性啰音，未闻及干性啰音，心脏听诊无异常，腹膨隆，腹肌紧张，全腹弥漫性压痛，反跳痛，肝脾肋缘下未触及，移动性浊音阳性，双下肢轻度凹陷性水肿，扑翼样震颤阴性。

辅助检查 入院查血常规：WBC 6.19×10^9/L，GR 91.5%，Hb 111g/L，PLT 60×10^9/L，CRP 147mg/L，PCT 0.83ng/mL。肝功能：ALB 23g/L，TBil 393μmol/L，DBil 245μmol/L，ALT 171U/L，AST 107U/L，GGT 156U/L，ALP 163U/L，CHE 3339U/L，CHOL 3.79mmol/L。电解质：K 3.72mmol/L，Na 130mmol/L，Ca 1.84mmol/L；AFP、CEA 正常。凝血功能：PT 21.2s，PTA 43%，INR 1.83，FIB 0.98g/L。腹水常规：腹水黄，有核细胞数 100.00×10^6/L，多核细胞 20.00%；腹水生化：ALB 3g/L，ADA 正常；腹水培养无致病菌生长；口腔分泌物涂片：找到真菌孢子。乙肝两对半：HBsAb 275mU/mL，HBcAb 1.88S/CO，余项值正常；甲丙丁戊型肝炎病原学均阴性；自身抗体：抗核抗体 1：1000，余阴性；免疫球蛋白：IgG 14.1g/L，IgA、IgM 均正常；CER 正常。彩超：肝内声像呈弥漫性病变（肝内回声密集、增强、增粗，分布欠均匀，肝内管道分支变细），脾轻度肿大，腹水（10.4cm），双侧胸膜腔积液（左侧 8.7cm×9.7cm，右侧 4.2cm×3.9cm）。肺部 CT 平扫：双肺炎性病灶，纵隔淋巴结影，右侧胸腔少量积液，左侧胸腔中等量积液。

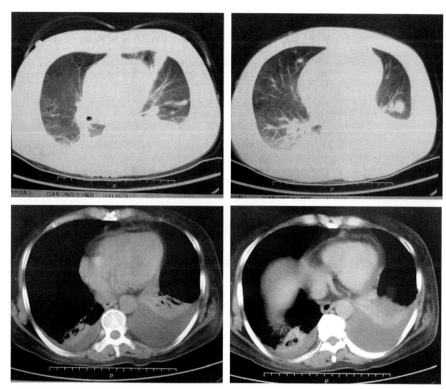

肺部 CT 平扫（2015.1.18）

问题： 患者自身免疫性肝炎肝衰竭的诊断是否明确？激素是否继续使用？抗感染药物的选择

　　该患者入院前已使用了 1 月余的激素，时间长，入院时病情已经进展至肝衰竭中期，合并真菌感染，大量腹水，故未予行肝活检术，结合 1999 年国际自身免疫性肝炎诊断积分系统，评分 > 15 分可确诊为自身免疫性肝炎（该患者评分为 16 分）和 2008 年国际自身免疫性肝炎小组提出的 AIH 简化诊断标准，评分 ≥ 6 分疑诊 AIH（该患者评分为 6 分），凝血功能差，合并感染，考虑自身免疫性肝炎、肝衰竭的诊断。针对此患者在疾病初期未出现严重感染等并发症的情况，使用 2 周的激素治疗并行 3 次人工高肝血浆置换术，病情没有好转，生化指标没有改善，肺部感染加重，此时应评估激素使用的风险利弊，激素的继续使用加重了感染，出现了真菌感染，使病情更加恶化，故入院后予激素快速减量，患者肝衰竭对细菌防御功能明显低下，肠道屏障功能降低，入院前 1 月余先后使用头孢米诺、氨曲南等抗感染治疗，肺部感染及腹腔感染仍加重，故给予碳青霉烯类抗生素抗感染，考虑患者住院时间长，使用激素一月余，时间长，现出现口腔真菌感染，不能排除肺部及腹腔同时存在真菌感染，考虑患者真菌感染为院内获得感染，以白色念珠菌常见，故选择氟康唑抗真菌感染治疗。

诊疗经过

1. 入院后诊断 ①自身免疫性肝炎慢加亚急性肝衰竭中期。②原发性腹膜炎。③肺部感染。④双侧胸腔积液。⑤口腔霉菌感染。⑥低白蛋白血症。⑦电解质紊乱。考虑患者激素已用1月余，时间长，且出现真菌感染、腹膜炎、肺部感染加重，黄疸无减退，效果欠佳。

2. 治疗 ①加快减量甲泼尼龙至40mg/d（1月18日~1月21日），30mg/d（1月22日）。②奥美拉唑抑酸保胃。③异甘草酸镁、还原型谷胱甘肽、腺苷蛋氨酸保肝退黄。④前列地尔改善肝脏微循环。⑤美罗培南抗细菌感染，氟康唑抗真菌。⑥人免疫球蛋白、人体白蛋白支持。⑦呋塞米、螺内酯利尿。⑧维生素K_1补充凝血因子等治疗。

患者病情仍继续进展，入院后第4天（2015年1月22日）复查：血常规：WBC 3.73×10^9/L，N 0.87，Hb 93g/L，PLT 23×10^9/L；CRP 127mg/L；PCT 0.88ng/mL。凝血功能：PT 21.4s，PTA 42%，INR 1.86，FIB 1.00g/L。腹水常规：有核细胞数 60×10^6/L，多核细胞0.15；胸水常规：有核细胞数 1070×10^6/L，多核细胞0.89；真菌D葡聚糖及GM试验均阴性，腹水培养无致病菌生长，胸水培养出烟曲霉菌。患者病情进展快，于入院后第5天（2015年1月23日）出现肝性脑病、脑水肿，患者自动出院。

自身免疫性肝炎

自身免疫性肝炎（autoimmune hepatitis，AIH）是一种病因不明、由免疫介导、累及肝实质的进行性炎症性肝病，具有明显的遗传易感性和异质性的疾病。

一、诊断

AIH多呈慢性经过，具有显著的性别差异，女性易感，男女比例为1∶4，各年龄组人群均可发病，但以青春期（15~24岁）和女性绝经期前后（45~64岁）为高峰。男性任何年龄段均可发病，大部分介于50~70岁。约50%的AIH

患者起病隐匿，约 30% 的患者确诊时已出现肝硬化。超过 40% 的患者至少并发一种免疫性疾病（主要为甲状腺疾病、系统性红斑狼疮、干燥综合征）。约 10% 的 AIH 患者可表现为急性肝炎甚至急性重型肝炎。并可快速进展至肝硬化，AIH 对免疫抑制剂反应良好。对于 AIH 的诊断主要有两个诊断积分系统，详见下表。

AIH 诊断积分系统（1999）

参数 / 特征	计分	参数 / 特征	计分
女性	+2	平均酒精摄入量	
ALP：AST（或 ALT）		＜ 25g/d	+2
＜ 1.5	+2	＞ 60g/d	−2
1.5~3.0	0	肝组织学	
＞ 3.0	−2	界面性肝炎	+3
血清球蛋白或 IgG 与正常上限比值		主要为淋巴 - 浆细胞浸润	+1
＞ 2.0	+3	肝细胞玫瑰样花结	+1
1.5~2.0	+2	无上述表现	−5
1.0~1.5	+1	胆管改变	−3
＜ 1.0	0	其他改变	−3
ANA、SMA 或抗 LKM-1 滴度		其他免疫性疾病	+2
＞ 1：80	+3	任意其他参数	
1：80	+2	其他特异性自身抗体阳性	+2
1：40	+1	HLA DR3 或 DR4	+1
＜ 1：40	0	治疗应答	
AMA 阳性	−4	完全	+2
肝炎病毒标志物		复发	+3
阳性	+3	总分判断	
阴性	−3	治疗前	
药物史		确诊 AIH	＞ 15 分
阳性	−4	可能 AIH	10~15 分
阴性	+1	治疗后	
		确诊 AIH	＞ 17 分
		可能 AIH	12~17 分

IAIHG AIH 简化诊断标准

变量	标准	分值	备注
ANA 或 SMA	1∶40	1	
ANA 或 SMA	1∶80		多项同时出现，最多为 2 分
或 LKM-1	1∶40	2	
或 SLA	阳性		
IgG	＞正常值上限	1	
	＞1.1 倍正常值上限	2	
肝组织学	符合 AIH	1	界面性肝炎、汇管区或小叶内淋巴浆细胞浸润、肝细胞玫瑰花结被认为是特征性 AIH 组织学改变，3 项同时存在为典型表现
	典型 AIH 表现	2	
排除病毒性肝炎	是	2	
		≥6	AIH 可能
		≥7	确诊 AIH

（建议对于不典型患者可联合使用两个）

二、治疗

AIH 是一类以自身免疫反应为基础，以高丙种球蛋白血症、高血清自身抗体为特征的肝脏炎症性病变，汇管区大量浆细胞浸润并向周围肝实质侵入形成界板炎症是其典型病理组织学特征。免疫抑制剂是治疗 AIH 的常用药物，但部分患者仍然会发展至终末期肝硬化，或出现肝衰竭。免疫抑制剂的使用增加了合并感染的风险。

对于 AIH 肝衰竭的治疗，2015 年我国自身免疫性肝炎诊治专家共识指出：急性起病的 AIH 患者对于激素的反应与预后密切相关。使用糖皮质激素治疗 2 周内实验室检查指标没有出现改善，往往预后极差。如果患者高胆红素血症没有改善甚至加重，预示早期死亡率极高甚至达 100%。终末期肝病模型（MELD）能有效评估及定量分析病情的改善及恶化，当 MELD 评分 ≥ 12 分时，有 97% 敏感性和 68% 的特异性提示患者激素治疗可能失败。该患者入院后 MELD 评分 26 分，激素治疗效果差，预示治疗效果极差，应列入肝移植名单，但患者存在有难以控制的真菌感染，为肝移植禁忌证，死亡率高达 100%。

AIH 肝衰竭治疗成功的关键是决定什么时机选择激素治疗、什么时候放弃激素治疗行肝脏移植，激素疗程过长可能导致脓毒血症而失去进一步治疗的机会。如果治疗 2 周病情没有改善，或治疗期间临床或实验室检查指标恶化，说明病情难以控制，需要更改治疗方案。此阶段的治疗关键在于综合支持治疗，控制各种并发症。

故对于 AIH 肝衰竭的治疗应综合多方面因素进行评估来判断激素使用时机，同时应在控制感染等并发症的基础上使用激素，应加强对激素相关不良反应的监测、预防。

参考文献

［1］KRAWITT E L. Autoimmune hepatitis［J］. N Engl J Med, 2006, 354: 54-66.

［2］MONTANO-LOZA A J, CARPENTER H A, CZAJA A J. Features associated with treatment failure in type 1 autoimmune hepatitis and predictive value of the model of endstage liver disease［J］. Hepatology, 2007, 46: 1138-1145.

［3］ICHAI P, DUCLOS-VALLEE J C, GUETTIER C, et al. Usefulness of corticosteroids for the treatment of sever·and fulmanant form of autoimmune hepatitia［J］. Liver Transpl, 2007, 13: 996-1003.

［4］NAIKI T, NAKAYAMA N, MOCHADA S, et al. Novel scoring system as a useful model to predict the outcome of patients with acute liver failure: application to indication criteria for liver transplantation［J］. Hepatol Res, 2012, 42: 68-75.

［5］CZAJA A J, RAKELA J, LUDWIG J. Features reflective of early prognosis in corticosteroid-treated severe autoimmune chronic active hepatitis［J］. Gastroenterology, 1998, 95: 448-453.

（林小钦）

专家点评

免疫抑制剂是自身免疫性肝炎治疗首选药物，但病情一旦进展到肝硬化失代偿期或肝衰竭，免疫抑制剂的使用会增加感染的概率，尤其真菌的感染率会增加，病死率高。临床医生对于此类患者要提高警惕，对免疫抑制剂效果不佳的病人必要时要调整治疗方案，减少感染概率，同时需要监测肺部、腹腔、尿路、肠道等部位可能发生感染，定期行血培养、G 试验、GM 试验，及时指导抗生素的合理使用。

（林明华）

病例 ⑫

持续高黄疸超过 3 个月的乙型肝炎肝硬化慢加亚急性肝衰竭

内容提要

● 乙型肝炎慢加亚急性肝衰竭目前为临床的急危重症，黄疸高于正常值 10 倍以上，目前内科治疗尚缺乏特效药物和手段。

● 本例患者为在慢性肝病基础上进展为肝衰竭，开始予抗病毒、保肝降酶退黄、先后行 10 余次人工肝治疗，但黄疸持续，疗效欠佳。

● 在西医综合治疗效果不佳的情况下加用中药治疗，而取得良好的效果。

病史摘要

患者男性，41 岁，因"乏力、食少、尿黄 2 个月"入院。入院前 2 个月，全身乏力，食欲缺乏，尿黄。就诊于当地医院，查肝功能示：A/G 25/28，TBil 358.4μmol/L，ALT 430U/L；凝血功能：PT 23.30s，INR 1.97；乙肝两对半：HBsAg、HBeAb、HBcAb 阳性，余阴性；HBV-DNA 184000U/mL。拟诊"慢性乙型病毒性肝炎慢加亚急性肝衰竭"，予"恩替卡韦、复方甘草酸单铵、丁二磺酸腺苷蛋氨酸"保肝利胆退黄等处理，并先后行 10 次血浆置换联合持续血滤治疗 8 周后，症状未改善，转诊我院。为进一步诊治收住我科。

既往史 患者于 10 余年前体检时发现"HBsAg 阳性"，不定期复查肝功能正常，未治疗。无嗜酒史，无糖尿病、高血压等慢性病史。

入院体格检查 生命征正常，神志清楚，面色晦暗，皮肤、巩膜重度黄染，可见肝掌，未见蜘蛛痣，舌红苔黄腻，脉弦滑。心肺听诊无异常。腹饱满，全腹无压痛、反跳痛，腹部移动性浊音阳性，扑翼样震颤阴性。

辅助检查 血常规：WBC 11.61×10^9/L，N 0.784，Hb 107g/L，PLT 88×10^9/L。肝功能：A/G 29/26，TBil 414.3μmol/L，ALT 67U/L。凝血功能：PT 20.9s，INR 1.83，PTA 43%，CRP 7.99mg/L。HBV-DNA $< 4.2 \times 10^2$U/mL，甲肝、戊肝 IgM 阴性，丙肝抗体及丁肝抗体阴性。彩超：①声像符合肝硬化表现伴侧支循环建立。②胆囊壁水肿，脾肿大，胰腺所见部分、双肾未见明显

异常，腹水。

问题 1：如何判定该患者目前诊断

该患者既往有 HBsAg 阳性 10 年，乏力、食少、尿黄 2 个月，本次起病时间大于 2 周少于 26 周呈亚急性过程，目前化验检查血清 TBil > 10 × ULN，INR ≥ 1.5，甲、丙、丁、戊型肝炎病原学均阴性，彩超提示腹水，无嗜酒史，无长期服损肝药物史，故诊断为乙型肝炎肝硬化失代偿期慢加亚急性肝衰竭。

诊疗经过

入院后继续予西药恩替卡韦抗病毒，异甘草酸镁、多烯磷脂酰胆碱、前列地尔、丁二磺酸腺苷蛋氨酸等保肝退黄，白蛋白支持，人免疫球蛋白提高免疫力，并先后行 6 次人工肝血浆置换术治疗 1 月余，患者仍感乏力，畏寒肢冷，尿黄、频数，舌质暗淡，苔薄黄，脉沉弦。复查肝功能示：A/G 32/36，TBil 361.5 μmol/L，ALT 45U/L，AST 93U/L；凝血功能：PT 23.5s，PTA 36%。予停止单纯血浆置换术，加用中药辨证治疗，辨证为（阳）气虚发黄兼有瘀血，立法为温肾阳补气佐以活血。中药处方：

绵茵陈 60g　太子参 15g　虎　杖 30g　附　子 15g
白　术 30g　鸡内金 20g　丹　参 30g　茜　草 30g
豨莶草 30g　蜜黄芪 30g　用　法：水煎服，早晚温服。

一日一剂，服用 18 剂后，患者乏力缓解，复查肝功能：A/G 34/38，TBil 259.9 μmol/L，ALT 58U/L，AST 113U/L。凝血功能：PT 26.3s，PTA 31%。中药在前方基础上，附子减量至 9g，加桂枝 6g 以温阳化气，续服 7 剂，水煎服，早晚温服。服药后，患者乏力明显缓解，复查肝功能示：A/G 36/41，TBil 249.4μmol/L，ALT 61U/L，AST 124U/L；凝血功能：PT 21.2s，PTA 42%。中药在前方基础上，附子减量至 6g，加甘草 3g，7 剂，水煎服，早晚温服。服药后，患者乏力明显缓解，复查肝功能：A/G 32/38，TBil 202.9μmol/L，ALT 53U/L，AST 93U/L；凝血功能：PT 21.6s，PTA 41%。中药在前方基础上，减去附子，水煎服，早晚温服。共服用中药 3 个月余后，患者无乏力，复查肝功能：A/G 30/38，TBil 49.3μmol/L，ALT 46U/L，AST

59U/L；凝血功能：PT 18.2s，PTA 57%。好转出院。

问题 2：该患者持续黄疸不退的中医理论基础及用药理论依据

患者为中年男性，在慢性肝病基础上进展为肝衰竭，开始予抗病毒、保肝降酶退黄，以及多次人工肝治疗，但黄疸持续，疗效欠佳。

本例患者在西医综合治疗效果不佳的情况下加用中药治疗，而取得良好的效果。

中医辨证及用药分析：主要考虑本患者因病致虚、久病不复，在疾病后期，湿热耗伤阴血，寒湿损伤脾肾阳气，尤以脾阳虚为甚，脾虚饮食失调，日积月累则化源不足，气虚无力无以推动血运而至血瘀，脏腑功能日衰。患者归属于中医之黄疸病范畴，证属气虚血瘀，治则"益气解毒化瘀"，本方以茵陈清热、利胆、退黄为君药；附子具有助阳气，温经托邪，温散寒湿，重在"温阳"作用。方中太子参、白术益气，温中，健脾，共起益气健脾，温中祛寒的作用。故对伴脾阳虚的慢性重型肝炎有良好的疗效。黄芪补气扶正以帅血行，更能走皮肤之湿而消肿；丹参能通理肝脉淤阻而生血气，一味功同四物；豨莶草、茜草、虎杖凉血清瘀热而退黄，配茵陈以清热凉血，利湿退黄。配鸡内金消积滞，健脾胃。该方中使用附子，考虑系湿重困遏脾阳，有一份黄疸，就有一份湿热，湿非温不化，脾阳不温不通，困遏之象难解，故黄疸难退难消。附子之品，温能通阳，能使滞者通，凝者散，虽不能直接退黄，却可明显加强其他利湿退黄药之功能。于清热祛湿之药中伍用制附子以收开通温散之效；从四诊开始患者热象渐重，伤津渐显，故附子开始减量。

中医治疗理论基础："肝肾同治"源自"肝肾同源"的理论。"肝肾同源"，又称"乙癸同源"，是古代医者根据五行学说，把脏腑与十天干相匹配，认为肝属乙木，肾属癸水，故称之。"肝肾同源"理论是指肝肾两脏同属于下焦，两脏生理、病理上存在着相互滋生、相互影响的密切关系。在此理论指导下，在中医治疗学上形成了"肾病治肝""肝病治肾""肝肾同治"的理论体系。本例患者基于"乙癸同源，肝肾同治"的理论应用于临床取得较好的临床疗效，从临床实践中深刻体会到对乙肝慢加亚急性肝衰竭的治疗若拘泥于清热解毒利湿之法则难以取效，应当从补肾阴或补肾阳或阴阳双补着手，拓宽思路，另辟蹊径，寻觅新法为治。

问题 3: 如何诊治慢加亚急性肝衰竭

依据中华医学会感染病学分会肝衰竭与人工肝学组,中华医学会肝病学分会,重型肝病与人工肝学组,肝衰竭诊治指南(2012 年版)标准:慢加亚急性肝衰竭是在慢性肝病基础上,短期内发生亚急性肝功能失代偿的临床症候群。

诊断依据:①极度乏力,有明显的消化道症状。②黄疸迅速加深,血清 TBil > 10×ULN 或每日上升 ≥ 17.1 pmol/L。③出血倾向,PTA ≤ 40%(或 INR ≥ 1.5),并排除其他原因者。④失代偿性肝硬化伴腹水。⑤伴或不伴有肝性脑病。

治疗:目前肝衰竭的内科治疗尚缺乏特效药物和手段。原则上强调早期诊断、早期治疗,针对不同病因采取相应的病因治疗措施和综合治疗措施,并积极防治各种并发症。具体如下:

1. 内科综合治疗

(1)一般支持治疗。

(2)病因治疗 [目前主要针对 HBV 感染所致的患者。对 HBV-DNA 阳性的肝衰竭患者,无论其检测出的 HBV-DNA 水平高低,建议立即使用核苷(酸)类药物抗病毒治疗]。

(3)其他治疗(目前糖皮质激素,促肝细胞生长治疗;微生态调节治疗)。

2. 人工肝支持治疗 人工肝支持系统是治疗肝衰竭有效的方法之一,其治疗机制是基于肝细胞的强大再生能力,通过一个体外的机械、理化和生物装置,清除各种有害物质,补充必需物质,改善内环境,暂时替代衰竭肝脏的部分功能,为肝细胞再生及肝功能恢复创造条件或等待机会。

3. 肝移植 经积极内科综合治疗和(或)人工肝治疗效果欠佳,不能通过上述方法好转或恢复者。

4. 中医中药治疗 可根据患者的症候进行辨证论治,取得一定疗效。

参考文献

[1]车志英,崔丽霞,王国斌.从现代医学角度谈"乙癸同源"的科学性[J].中医研究,2007,11(20):13-14.

[2]张秋云,刘绍能,李秀惠.慢性病毒性乙型重型肝炎病因病机探讨[J].北京中医,2006,25(1):48-50.

［3］王耀光."肝肾同源"论初探［J］.中医杂志，2008，49（1）：5-6.

［4］赵钢，陈建杰.王灵台教授论补肾法为主治疗慢性乙型肝炎的机制［J］.中国中西医结合杂志，2005，25（1）：78-79.

［5］中华医学会感染病学分会肝衰竭与人工肝学组，中华医学会肝病学分会.重型肝病与人工肝学组.肝衰竭诊治指南（2012年版）［J］.中华肝脏病杂志，2013，21（3）：177-183.

（刘政芳　敖　雯）

专家点评

该病例在乙肝肝硬化的基础上出现肝脏坏死、黄疸高、凝血酶原活动度最低至31%，达到肝衰竭中期的程度。在西医治疗效果不佳的情况下，改用中药治疗，取得良好的效果，这一结果值得借鉴。

患者因病致虚、久病不复，按照中医辨证为气虚发黄兼有瘀血，方法为温补肾阳补气佐以活血。辨证诊治，症状改善，肝功能明显好转。这就是中西医结合的长处、价值，需要进一步推广应用。

（潘　晨）

病例 ⑬

中西医结合治疗 26 年的原发性肝癌、乙型肝炎肝硬化

内容提要

● 肝癌、肝硬化失代偿期整体预后不佳，若出现顽固性腹水，1 年病死率为 15%，5 年病死率为 44%~85%，是临床治疗的重点和难点。

● 本病例确诊肝癌，行手术切除，术后坚持服用中药治疗至今已存活 26 年。出现顽固性腹水后，经中西医结合多维治疗，大幅提高生活质量。

● 本病例救治经验，可对终末期肝病患者的中西医结合诊治方案提供借鉴与思路。

病史摘要

患者男性，79 岁，福州市人。以"反复乏力、腹胀、肢肿 5 年余"为主诉，于 2018 年 11 月 7 日入院。入院前 5 年余无明显诱因出现乏力，四肢酸软，休息无法缓解，纳食正常；伴尿量减少，腹胀，腹围进行性增大，双下肢水肿。服用中药治疗，上述症状可完全缓解。入院前 2 年余因"肝癌复发"在福建医科大学附属第一医院行"介入及放射性粒子置入术"，术后乏力、腹胀、肢肿症状频繁出现；曾就诊我院，诊断"乙型肝炎肝硬化失代偿期活动期"，予"恩替卡韦"抗 HBV，护肝、利尿等对症治疗，其间未间断服用中药，上述症状可减轻。入院前 1 周再次出现乏力，尿量减少，腹胀如鼓，双下肢水肿。辰下：腹胀如鼓，乏力，语声低微，口渴不欲饮，气喘，小便短涩，粪便干结难排，夜寐欠安。

既往史 1973 年患"肝炎"，经中药治疗好转后未再规律就诊，间断服用中药；1992 年于福建医科大学附属协和医院确诊"肝癌"，手术切除，术后病理"肝右后叶、左外叶多发结节型原发肝细胞癌伴出血坏死，结节性肝硬化"，出院后长期服用中药治疗至今；2009 年肝癌复发，于福建医科大学附属第一医院行射频消融；2016 年肝癌复发，于福建医科大学附属第一医院行介入及放射性粒子置入治疗。过敏史、个人史、婚育史、家族史：

均无特殊。

入院体格检查 T 36.5℃，P 86次/分，R 19次/分，BP 108/55mmHg。神志清楚，精神倦怠，面色晦暗，皮肤、巩膜无黄染，可见肝掌，未见蜘蛛痣。舌质淡，苔少，脉弦细。双肺呼吸运动减弱，双肺呼吸音低，余心肺查体未见异常。腹膨隆，腹围80cm，全腹无压痛，无反跳痛，未扪及包块，肝脾肋下未触及，移动性浊音阳性。阴囊水肿，范围约15cm×13cm，双下肢中度凹陷性水肿。神经系统检查未见异常。

辅助检查 B超：极大量腹水（平卧下腹部探及游离液性无回声区深约15.2cm）。血生化：ALB 30g/L，TBiL 33.9μmol/L，DBiL 8.4μmol/L，ALT 23U/L，AST 31U/L，GGT 21U/L，BUN 9.2mmol/L，Cr 104μmol/L，Na 129mmol/L，K 5.09mmol/L。血常规：WBC $2.65×10^9$/L，NE $1.29×10^9$/L，Hb 92g/L，PLT $51×10^9$/L。

诊疗经过

1. **肝炎阶段** 患者1973年患"肝炎"，病历资料不甚齐全，并未进一步明确肝炎病因。但综观其病史，考虑当时慢性乙型肝炎可能性大。该阶段以中药治疗，治法为"清热解毒、利湿活血、体用同调"，代表方药如下：

茵陈15g 栀子6g 太子参15g 白茅根10g

金钱草30g 白花蛇舌草30g 山茱萸12g 淮山12g

木香6g（后入） 豨莶草30g 茜草15g 墨旱莲10g

紫草10g 每日1剂，水煎，早晚温服。

2. **肝癌术后、乙型肝炎肝硬化代偿期阶段** 1992年于福建医科大学附属协和医院确诊"肝癌"，手术切除，术后病理"肝右后叶、左外叶多发结节型原发肝细胞癌伴出血坏死，结节性肝硬化"。由于多种原因，患者未接受抗病毒治疗。该阶段中医治法，较肝炎阶段相比，更强调"益气扶正、散瘀活血"，代表方药如下：

生黄芪30g 党参15g 冬葵子10g 豨莶草30g

菝葜30g 刺蒺藜15g 墨旱莲12g 枸杞子12g

女贞子12g 田七粉4g 山茱萸12g 车前子10g（布包）

淮山15g 每日1剂，水煎，早晚温服。

病理检查报告

送检医院 右院　病人姓名 陈　性别 男　年龄 58　科别 12楼　病室 12-5　门诊号 /　住院号 118531　病理号 92-7029

1.（右后叶+左好叶）夹结节型原发性肝细胞癌，部分伴出血、坏死，Ⅲ级。

2.结节性肝硬化，伴肝细胞不同程度脂肪变性及间质慢性炎症浸润。

3.（胆膜）肝性组织增生。

送检医师 邓　送检日期 92.12.1　检查医师　复查医师　报告日期 92.12.4

---

3. **乙型肝炎肝硬化失代偿期阶段**　该阶段并发症、兼夹证多。患者该阶段初始以乏力、腹胀、肢肿为主要表现，西医治疗参照相关诊疗指南，予恩替卡韦抗 HBV，护肝、利尿等对症处理。总体治疗目标为改善生存质量，延长生存时间。中医治法以益气养阴、温阳利水、活血通络、疏肝健脾为主，根据证候不同，随证治之。

4. **顽固性腹水阶段**　患者本次入院，已出现顽固性腹水，但未出现消化道出血、肝性脑病等并发症。根据入院时症状，辨证分析如下：患者外感乙肝湿热毒邪，犯于肝脏，内蕴中焦，损伤脾胃；脾主四肢，脾气受损故见乏力；脾主运化，水液运化失司，停于腹中故见腹胀如鼓；久病入络，气血阴阳俱虚；气虚推动无力，淤阻肝络；兼湿热阻滞气机、炼液为痰；痰淤互结，发为癌病。气血亏虚，故见语声低微、舌淡脉细；阴亏肠燥，故见便秘、苔少；久病累及后天之本，肾不纳气，故见气喘；心肾不交，故夜寐欠安。四诊合参：病性虚实夹杂，本虚标实，以虚为主；病位：肝、脾、肾三脏；病邪：湿、热、毒、瘀、虚。

中医诊断：鼓胀病、内科癌病（肝癌）正虚血瘀，湿热内蕴。

西医诊断：乙型肝炎肝硬化失代偿期、原发性肝癌综合治疗后、顽固性腹水。

治则：标本并治，体用同调，多维共融，各有侧重。

治法：益气养阴，温阳利水，活血通络，疏肝健脾。

1）方药：真武汤化裁。

茯苓15g　炮附子9g　桂枝9g　炒白术30g

猪苓30g　泽泻15g　黄芪30g　阿胶15g（烊化）

车前子15g　赤小豆15g　神曲15g　大枣6g

白芍 9g

院内代煎，用清水 1L 浸泡 30 分钟，武火煎沸，文火续煎 100mL；第二煎用清水 500mL，先武火后文火煎存 100mL，将两次煎煮药液混合。

服法：7 剂，每日 1 剂，早晚饭后半小时各温服 100mL。

2）药茶：增液汤加减（便秘时用，通便辄止）。

玄参 15g　麦冬 15g　石斛 15g

服法：7 剂，沸水冲泡，代茶饮。

3）药膳：四君子汤加减。

党参 3g　黄芪 3g　白术 3g　茯苓 3g

服法：上药 4 味，纱布包，先行入锅，与汤同煲。

4）外治法：艾灸足三里、三阴交（每日）。

5）双重腹水超滤浓缩回输（1 次）。

疗效评估

治疗 1 周后，患者在家属搀扶下可自行步行。乏力减轻，腹胀缓解，肢肿完全消退，语声较前略洪亮，无气喘，排便通畅。查体：生命征正常。神志清楚，面色晦暗，皮肤、巩膜无黄染，可见肝掌，未见蜘蛛痣，双肺呼吸动度约 6cm，余心肺查体未见异常。腹平坦，腹围 70cm，全腹无压痛，无反跳痛，未扪及包块，肝脾肋下未触及，移动性浊音阳性。阴囊无水肿；双下肢无水肿。神经系统检查未见异常。

分析与讨论

肝癌是全球主要的高致死性癌症之一。每年全球约有超过 50% 的新发肝癌病例是在中国地区诊断的。但是，肝癌的治疗整体预后并不令人满意。经过多年的探索，现今用于治疗肝癌的主要手段有手术切除、射频消融、肝动脉介入栓塞、放化疗、靶向药物、肝移植等。尽管近年来包括手术技术、放化疗方案和分子靶向药物在内的治疗方案取得了一定进展，但肝癌病灶的快速进展和癌症的继发转移与治疗后复发等问题，仍导致患者的治疗效果与长期生存率差强人意。在癌症相关性死亡的癌症类型中，肝癌位列第三。

而顽固性腹水（refractory ascites，RA）是终末期肝病患者常见的严重并发症之一，占肝硬化腹水的 5%~10%，1 年病死率为 15%，5 年病死率为 44%~85%，是临床治疗的重点和难点。目前国内外指南推荐顽固性腹水的治疗包括穿刺大量放液联合输注白蛋白、连续利尿剂治疗、经颈静脉肝内门体静脉分流术（TIPS）和肝移植治疗。但是各种治疗的效果仍然欠佳和存在不足，肝移植虽为最终有效治疗，但大多数患者因自身条件和经济问题无法承受。

该患者长期服用中药治疗，依从性良好，经历肝炎、肝癌、肝硬化代偿期、肝硬化失代偿期阶段，完整体现了中医病机的变化。

1. 关于 HBV 感染的病性　《黄帝内经》记载：“五疫之至，皆相染易，无问大小，病状相似。”《伤寒论》记载：“天行之病，大则流毒天下，次则一方，次则一乡，次则偏着一家。”《瘟疫论》提出：“有某气专入某脏、经络，专发为某病，故众人之病相同。”结合 HBV 的传染性、嗜肝性，符合“疫毒”特点。《温病条辨·上焦篇》：“其性氤氲黏腻，非若寒邪之一汗而解，温热之一凉即退，故难速已。”HBV 感染常慢性化，符合中医湿邪黏滞难去的特点，而临床多见湿热之象，可见其“湿热”之性。

2. 关于慢性乙型肝炎、肝硬化、肝癌的病位　《脏腑虚实标本用药式》中记载：“肝藏血，属木，胆火寄于中，主血，主目，主筋，主呼，主怒。本病：诸风眩晕，僵卧挺直，惊痫，两胁肿痛，胸胁满痛，呕血，小腹疝痛痃癖，女人经病。标病：寒热疟，头痛吐涎，目赤面青，多怒，耳闭颊肿，痉挛卵缩，丈夫㿉疝，女人少腹肿痛，阴病。”“脾藏智，属土，为万物之母，主营卫，主味，主肌肉，主四肢。本病：诸湿肿满，痞满噫气，大小便闭，黄疸痰饮，吐泻霍乱，心腹痛，饮食不化。标病：身体浮肿，重困嗜卧，四肢不举，舌本强痛，足大趾不用，九窍不通，诸痉项强。”由临床症状所见，病位初在肝脾，久病及肾。

3. 关于肝硬化、肝癌的病邪　王清任《医林改错》：“气无形不能结块，结块者必有形之血也。血受寒则凝结成块，血受热则煎熬成块。”肝硬化、肝癌均为有形实邪，瘀血为主。

4. 关于本病案中医外治法　《灵枢·经脉》：“肝足厥阴之脉，起于大指丛毛之际，上循足跗上廉，去内踝一寸，上踝八寸，交出太阴之后，上腘内廉，循股阴，八毛中，环阴器，抵小腹，挟胃，属肝，络胆，上贯膈，布胁肋……”。《素问·至真要大论》：“诸湿肿满，皆属于脾……”患者腹胀如鼓，阴囊水肿，取穴责于足太阴脾经与足厥阴肝经，故取足三里、三阴交。

患者出现顽固性腹水，通过中西医结合综合诊疗，大大改善生存质量。双重腹水超滤浓缩回输，虽为现代医学治疗措施，但临床观察其疗效，具备中医"利水不伤阴"的特征，适宜临床开展。

（陈　玮）

专家点评

该例患者因慢性 HBV 感染，历经肝炎、肝硬化代偿期、肝癌、肝硬化失代偿期，直至出现顽固性腹水。经过中西医结合多学科综合诊疗，存活26 年，大大超过文献报道的肝癌平均生存期。患者长期接受中药治疗，根据疾病的不同时期，针对不同病机，选用相应中医治法。从中药汤剂，到中药膏方、药茶、药膳、针灸等。而多年的诊疗过程，亦强调中西医结合综合治疗，严格把握现代医学各种治疗手段的适应证。HBV 抗病毒药物的使用、肝癌的手术切除、肝动脉栓塞介入治疗、射频消融、放疗等治疗手段，充分发挥现代医学的优势。而在出现顽固性腹水后，腹胀如鼓，青筋显露，予双重腹水超滤浓缩回输，体现中医"急则治其标"的原则。因此，中西医结合在终末期肝病的诊治方面仍具有极大潜力有待挖掘。

（李　芹）

病例 ⑭

发热伴肝功能异常的成人 Still 病

内容提要

● 成人 Still 病（AOSD）是一种病因不明，以发热、关节痛和（或）关节炎、一过性皮疹、中性粒细胞增高等为临床特征，经过详尽检查无法获得感染性疾病、恶性肿瘤、结缔组织病等疾病证据的临床综合征。

● 该疾病的临床特点与脓毒症有许多共同点，曾被称为"变应性亚败血症"。

● AOSD 的诊断属于排他性诊断，必须完善检查以排除肿瘤、感染性疾病、风湿性疾病等其他疾病的可能；并且即使确诊为 AOSD，也需密切随访排除上述疾病可能。

● AOSD 的男女发病率相似，无明显地域差异，好发年龄为 16~35 岁，占发热待查总数的 3%~5%。

● AOSD 的复杂性及诊断的困难性对临床工作者是较大的挑战。

● 本例患者入院早期成人 Still 病的相关症状不明显，在治疗过程中肝功能改善，但相应的临床症状出现，予对应支持处理后无明显改善，其间查血清铁蛋白高于正常上限，排除其他相关性疾病后，考虑 AODS 可能性大，予激素联合 DMRDS 药物治疗后，效果明显。

病史摘要

患者男性，27 岁，以"发热 10 余天，发现肝功能异常 3 天"为主诉，于 2015 年 3 月 3 日步行入院。入院前 10 余天无明显诱因出现发热，体温最高 38.9℃，热型无规律性，以夜间发热为主，咽部疼痛不适，偶有咳嗽，无明显咳痰，无鼻塞、流涕；无胸闷、心悸；无腹痛、腹胀、腹泻；无乏力、食欲减退；无恶心、呕吐；无尿频、尿急、尿痛；无畏冷、寒战等不适。曾就诊当地医院，诊断"上呼吸道感染"，治疗上予以抗感染等治疗（具体不详）。症状无改善，3 天前出现乏力，休息后缓解不明显，影响日常工作，进食量较前减少，减少约 1/4，无腹胀、腹痛；且全身出现散在皮疹，伴轻度瘙痒，无水疱、皮肤破溃等不适。就诊上级医院，查 HBsAb 阳性，肝功能：ALT 951U/L，AST 402U/L；未予以重视，乏力症状进行性加剧，为求进一步治疗，遂就诊我院。门诊拟"发热、肝功能异常原因待查"收住入院。发病以来，其精神、睡眠均欠佳，饮食如上述，二便正常，体重无明显减轻，近期无不洁饮食史，无服用肝损药物史。

既往史 发现"脂肪肝"病史 6 年，多次查肝功能轻度异常（具体不详），未治疗。

个人史 出生并生长于原籍，居住美国已 6 年余，10 余天前从美国转韩国旅游 2 天后回国；否认疫水接触史及疫区居留史，居住地无地方病、传染病、流行病流行。

入院体格检查 T 36.3℃，P 86 次 / 分，R 20 次 / 分，BP 122/84mmHg，Wt 71kg。神志清楚，生命征正常，神志清楚，面色晦暗，皮肤、巩膜无黄染，全身皮肤散在暗红色皮疹，形状不规则，轻度瘙痒，未见肝掌，未见蜘蛛痣。左乳突区可触及一大小约 1cm×1cm 肿大淋巴结，质硬，与周围组织无粘连，无触痛，余淋巴结未及肿大。咽部充血。心肺听诊无异常。腹软，全腹无压痛及反跳痛，肝脾肋下未及，移动性浊音阴性，扑翼样震颤阴性。

辅助检查 入院后多次查血沉、CRP 均正常；PCT 0.218~0.330ng/mL；多次血培养阴性；尿常规、大便常规均正常。肝炎病原学（甲、乙、丙、丁、戊）均阴性；HBV-DNA ＜ 500U/mL；异常白细胞形态检查：异型淋巴细胞比率 3%；巨细胞病毒 IgM 0.29COI，巨细胞病毒 IgG 259.80U/mL；EB 病毒DNA ＜ 400 拷贝 /mL；EB 病毒抗体组合未见明显异常。TORCH 定性 8 项（新）未见明显异常；恙虫病、钩端螺旋体病、流行性出血热抗体均阴性；AFP、CEA、CA199、CA125、CA153 均正常。特定蛋白全套（11）：免疫球蛋白G 19.30g/L，余均正常；艾滋病、梅毒抗体均阴性；CD 抗原：CD3（相对值）82%，CD4（相对值）33%。肥达反应、自身抗体 9 项均阴性；麻疹抗体阴性；甲状腺功能正常；结核 T 实验阴性；抗 O、ANCA、RF、抗 ANA、抗ds-DNA 均阴性；铁蛋白 ＞ 2000μg/L。

2015 年 3 月 3 日查血常规：WBC 12.30×10^9/L，N 0.80，LY 0.114，NE 9.86×10^9/L，MONO 0.76×10^9/L。肝功能：ALT 1450U/L，AST 472U/L，GGT 207U/L，ALP 181U/L。

2015 年 3 月 11 日查血常规：WBC 8.11×10^9/L，N0.70，NE 5.73×10^9/L，LY0.117，MONO 1.02×10^9/L。肝功能：ALT 510U/L，AST 218U/L，GGT 199U/L，ALP 198U/L。

2015 年 3 月 16 日查血常规（使用激素后 4 天）：WBC 10.89×10^9/L，N 0.783，NE 8.52×10^9/L，LY 0.092，MONO 1.09×10^9/L。肝功能：ALT 266U/L，AST 86U/L，GGT 231U/L，ALP 168U/L。

心脏彩超未见明显异常。腹部彩超（20150303268）：①肝内回声粗伴脂肪浸润改变。②胆囊多发小隆起性病变。③脾肿大。④肝门区多发性淋巴结肿大。⑤胰腺所见部分、双肾未见明显异常。肺部 CT（CT105134）：①双肺下叶小斑片影，建议择期复查。②双侧胸腔少量积液。

问题 1：如何判定该患者目前诊断

患者入院时体温已恢复正常，皮疹不明显，且无关节疼痛，主要表现为肝功能异常明显，入院经保肝降酶等对症支持处理后，其肝功能改善，但体温进行性升高，且皮疹增多，并出现双膝关节疼痛等相关临床表现，完善相关检查后，排除感染性疾病、肿瘤、结缔组织病等各种可能，其间查血清铁蛋白升高明显，排除其他相关性疾病后，考虑成人 Still 病可能性大，予激素联合抗风湿药物（DMRDS）治疗后，效果明显，故诊断明确。

诊疗经过

入院后予复方甘草酸苷、还原型谷胱甘肽、多烯磷脂酰胆碱保肝降酶及葡萄糖酸钙、维生素 C 抗过敏等治疗。经治疗后，复查肝功能好转，血象正常，皮疹呈一度较前减少，ESR、CRP 均正常；但患者仍有发热，3 月 11 日体温进行性升高，发热不规则，且皮疹较前增多，尤其脸部及双上肢、背部明显，形状不规则，轻度瘙痒，发热的同时伴双膝关节疼痛，无红肿，心肺腹查体未见明显异常。请外院风湿科会诊后，考虑成人 Still 病。加用激素治疗（3 月 12 日~3 月 14 日甲泼尼龙 70mg/d，3 月 15 日~3 月 16 日甲泼尼龙 120mg/d），但患者仍发热，且体温进行性升高，最高 39.73℃，全身皮疹较前增多。后转外院风湿科予激素（早甲泼尼龙 80mg，晚甲泼尼龙 40mg），并加用羟氯喹（HCQ）联合治疗后 2 天未再出现发热，皮疹减退，关节无疼痛，病情好转出院。

问题 2：成人 Still 病诊断标准

（1）诊断要点：如出现下列临床表现及阳性的实验室检查结果，应疑及本病。①发热是本病最突出的症状。出现也最早，典型的热型呈弛张热，一般每日 1 次。②皮疹于躯干及四肢多见，也可见于面部，呈橘红色斑疹或斑丘疹，通常与发热伴行，呈一过性。③通常有关节痛和（或）关节炎，早期呈少关节炎，也可发展为多关节炎。肌痛症状也很常见。④外周血白细胞显著增高，主要为中性粒细胞增高，血培养阴性。⑤血清学检查：多数患者 RF 和 ANA 均阴性。⑥多种抗生素治疗无效，而糖皮质激素治疗有效。

（2）本病无特异性诊断方法，是建立在排除性诊断的基础上。国内外曾制定了许多诊断或分类标准，但至今仍未有公认的统一标准。

（3）推荐应用较多的是美国 Cush 标准和日本标准。

1）Cush 标准。必备条件：①发热 T ≥ 39℃。②关节痛或关节炎。③ RF < 1∶80。④ ANA < 1∶100。另需具备下列任何 2 项：①血白细胞≥ 15 × 10^9/L。②皮疹。③胸膜炎或心包炎。④肝肿大或脾肿大或淋巴结肿大。

2）日本标准。主要条件：①发热≥ 39℃并持续 1 周以上。②关节痛持续 2 周以上。③典型皮疹。④血白细胞≥ 15 × 10^9/L。次要条件：①咽痛。②淋巴结和（或）脾肿大。③肝功能异常。④ RF 和 ANA 阴性。此标准需排除：感染性疾病、恶性肿瘤、其他风湿性疾病。符合 5 项或更多条件（至少含 2 项主要条件），可做出诊断。

（4）近年来很多学者研究发现血清铁蛋白（SF）升高对诊断 AOSD 有重要意义。尤其当血清铁蛋白大于 1250μg/L 时，其特异性高达 99%；而本例患者成人 Still 病的相关主要临床症状均有，实验室检查排除感染性疾病及肿瘤、其他风湿等相关疾病，血清铁蛋白升高明显，大于最高上限，抗感染治疗无效，激素治疗有效。故诊断明确，可见血清铁蛋白对成人 Still 病的诊断有一定的价值。

血清铁蛋白在成人 Still 病中的临床意义

血清铁蛋白简称铁蛋白，在铁的代谢方面起着重要作用；血清铁蛋白除了存在于肝、脾、骨髓等网状内皮系统内，也广泛存在于其他组织细胞中，正常情况下为骨髓合成血红蛋白供铁，并按机体的需要向血清中释放，当人体某一系统出现疾病时，血清铁蛋白可出现异常改变。铁蛋白在细胞内铁的贮存方式中起着关键性作用，以至最近成为重点的研究方向；SF 增高可见于铁负荷过重，此外还见于感染性疾病、肝炎、肝硬化、脂肪肝、甲状腺功能亢进症、糖尿病和肾衰竭等。有报道铁参与动脉粥样硬化，冠心病及高血脂者 SF 可增高达正常水平的 1~2 倍。另有报道 SF 在恶性肿瘤性疾病中也会有明显的增高，尤其是肺癌和肝癌患者。但是这些疾病中 SF 增高往往都在正常值 5 倍以内。铁离子可直接参与机体免疫调节，炎症性疾病时铁代谢的改变表现为阻止组织释放、减少血清铁和总铁结合力、提高 SF 水平，其变化的过程可视为细胞内代谢和免疫调控过程。AOSD 是一种自身免疫性炎症性疾病，铁代谢改变导致铁蛋白合成增加；同时炎症可致机体组织细胞直接破坏，因此铁蛋白释放增加，最终 SF 浓度可能显著升高。连帆等报道 AOSD 中 SF 增高，并且其增高幅度明显高于其他伴有 SF 增高的疾病。虽然很多疾病可出现 SF 增高，但 AOSD 者增高更明显（多在 8~10 倍以上），因此，SF 显著增高仍然有助于 AOSD 的诊断。多项研究表明成人 Still 病在活动期血清铁蛋白明显升高，当超过正常水平 10 倍时，与疾病的活动相平；当大于 1250μg/L 时，其特异性高达 99%。可见血清铁蛋白在成人 Still 病诊断中起到重要的作用。

问题 3：成人 still 病的治疗及预后

（1）本病尚无根治方法，但如能及早诊断、合理治疗，可以控制发作、防止复发。急性发热炎症期的治疗可首先单独使用非甾类抗炎药（NSAIDs），对单用 NSAIDs 不缓解，加用糖皮质激素，常用泼尼松 0.5~1mg/（kg·d）；仍不缓解或激素减量复发，加用改变病情抗风湿药物（DMARDs），首选甲氨蝶呤（MTX）；病情控制不满意，在 MTX 基础上，联合其他 DMARDs，部分难治患者，可配合糖皮质激素冲击治疗，必要时予生物制剂。缓解后逐个减停 DMARDs，到单予 MTX 维持，同时递减激素用量，过渡到仅予 NSAIDs，然后停药观察。

（2）本病预后：不同患者病情、病程呈多样性，反映本病的异质性。少部分患者一次发作缓解后不再发作，有自限倾向。多数患者缓解后易反复发作。还有慢性持续活动的类型，最终出现慢性关节炎，有软骨和骨质破坏，酷似类风湿关节炎。须强调指出的是成人 Still 病是一种排除性疾病，至今仍无特定的统一诊断标准，即使在确诊后，仍要在治疗、随访过程中随时调整药物，以改善预后并经常注意排除感染、肿瘤和其他疾病，从而修订诊断改变治疗方案。

成人 Still 病的相关治疗方案

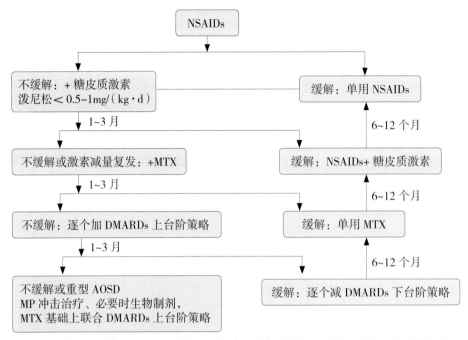

* 上台阶备选药物：来氟米特、硫唑嘌呤、环孢素 A、环磷酰胺、羟氯喹、柳氮磺吡啶、霉酚酸酯等（一种或多种渐加用）。

（中华医学会风湿病学分会，2010）

参考文献

［1］连帆，杨岫岩，梁柳琴，等 . 血清铁蛋白水平对成人斯蒂尔病诊断的临床价值［J］. 中华风湿病学杂志，2005，9（6）：338-341.

［2］中华医学会风湿病学分会 . 成人 Still 病的诊断及治疗指南［J］. 中华风湿病学杂志，2010，14（7）：487-489.

［3］顾史洋，姜林娣，陈慧勇，等 . 成人 Still 病发病机制、诊断标志物及鉴别诊断［J］. 内科理论与实践，2015，10（01）：60-63.

［4］施桂英 . 关节炎概要［M］. 北京：中国医药科技出版社，2000：421.

［5］雷小妹，李守新 . 血清铁蛋白检测在成人 Still 病诊断和治疗中的临床价值［J］. 临床内科杂志，2006，23（10）：667-669.

（朱 灯 林 恢）

专家点评

发热、肝损伤的病例，临床并不少见，且病因多样复杂，可以涉及感染性疾病、血液病、风湿免疫性疾病、肿瘤等。病因诊断上需要临床医生拓宽思路，结合多学科知识，进行全方位判断和评估。该患者在排除感染性疾病、肿瘤、结缔组织病等各种可能，再结合临床表现考虑成人 Still 病可能性，予皮质激素联合抗风湿药物治疗效果良好，故诊断明确。

（林榕生）

病例 ⑮

急性扁桃体炎治疗后所致药物性肝损伤

内容提要

● 随着医药工业发展及化学药品广泛应用，以及新药不断涌现，药物性肝损伤发病率逐年增高；在我国药物性肝损伤患者已占肝病患者 1%~5%，占急性肝炎患者 10%，占暴发性肝衰竭患者的 13%~30%。

● 但由于其临床表现复杂多样，实验室检查无特异性，且无统一的诊断标准，易误诊误治，故临床医生须有足够认识，方可正确施治。

● 该病例系由于急性扁桃体炎使用抗感染药及解热镇痛药等治疗后，出现药物性肝损伤，并经主要病史及肝组织活检诊断，另予激素及熊去氧胆酸等治疗后逐渐痊愈。

病史摘要

患儿男性，10 岁，以"乏力、食少、尿黄 8 天，眼黄 5 天"为主诉，于 2014 年 12 月 15 日入院。

现病史 2014 年 12 月 7 日无明显诱因感畏冷、寒战，约 2 小时后发热，最高体温 38.6℃，伴轻微头痛，感乏力，食欲减退，伴厌油、恶心，呕吐胃内容物数次，非喷射性，发现尿呈金黄色，无酱油样尿，无双眼、皮肤黄染，无皮肤瘙痒，未注意粪便颜色，无关节痛、皮疹。就诊于当地某医院，诊断"发热待查：急性扁桃体炎"，予"盐酸金刚乙胺口服液、酮替芬片、复方福尔可定口服液、布洛芬混悬液"等口服药治疗，热退，体温降至正常，头痛缓解。2014 年 12 月 8 日又畏冷、发热，最高体温 38.6℃，无寒战，伴轻微头痛，余症状同前，复诊当地某医院，诊断同前，继续原口服药治疗，并加予"头孢美唑、复合辅酶、维生素 B_6"输液治疗，热退，体温降至正常，头痛缓解，余症状同前。2014 年 12 月 9 日白天无发热，夜里又畏冷、发热，最高体温 38.5℃，无寒战，伴轻微头痛，排黄色水样便 10 余次，无黏液脓血便，阵发性脐周疼痛，无放射他处，无里急后重感，未及时诊治。2014 年 12 月 10 日于当地市儿童医院住院，住院期间再无畏冷、寒战、发热，乏力、食少、厌油、恶心、中上腹胀痛症状持续无改变，无再呕吐，未排便，尿色金黄，眼黄、皮肤黄加深。入院后予"重组人粒细胞刺激因子"及"氟氯西林、拉氧头孢、小儿复方氨基酸、还原性谷胱甘肽、磷酸肌酸钠、复合辅酶、脱氧核苷酸钠、双歧三联活菌"等治疗。2014年12月10日感双足瘙痒，发现双手、躯干、四肢亦出现红色皮疹，无疱疹，伴瘙痒，予"氯雷他定"口服，并建议转诊我院。

发病以来无嗜睡、抽搐、肢体抖动、性格改变、言语行为异常、意识改变，无鼻出血、齿龈出血，大便如上述（平日排便1次/2~3日），尿量减少（具体不详），无眼睑、颜面、肢体水肿，体重增减情况不详。发病前无不洁饮食及生食史，无肝炎病人密切接触史，无使用药物史，无疫水、病畜接触史，无丛林行走、草地坐卧史，居住环境无鼠类出没。

既往史 体质好。无"病毒性肝炎、结核、伤寒"等传染病史，无心、脑、肺、肾等重要脏器疾病史。未发现食物及药物过敏史。

个人史 G3P3，于当地医院足月顺产，出生时情况良好。饮食良好，无偏食、厌食。体格发育与智力发育良好，现为小学四年级学生，学习成绩中等。无长期外地居留史，无疫水接触史及疫区居留史。生活、居住环境良好，个人卫生习惯良好。

家族史 父母体健，两个姐姐（17岁、16岁）均体健。否认家族中有类似疾病史，否认家族中有"病毒性肝炎、结核、伤寒"等传染病史，否认家族中有"高血压病、心脏病、糖尿病、精神病、肿瘤"等遗传相关性疾病史。

入院时体格检查 T 37.0℃，P 92次/分，R 20次/分，Bp 120/67mmHg，Wt 43.5kg。神志清楚，躯干、双手、双足散在大量红色斑丘疹，手臂、大小腿散在少许红色斑丘疹，部分皮疹融合，疹间皮肤正常，未见疱疹。全身皮肤黏膜、巩膜中~重度黄染，无充血，未见出血点，未见肝掌、蜘蛛痣。浅表淋巴结未触及肿大。心肺听诊无异常。腹平软，腹无压痛及反跳痛，肝脾肋缘下未触及，墨菲征阴性，肝浊音界正常，肝区无叩痛，腹部移动性浊音阴性，神经系统无异常。

入院前辅助检查 2014年12月10日查血常规：WBC 1.72×10⁹/L，NE 0.5474，LY 0.3954，EO 0.00，NE 0.94×10⁹/L，LY 0.68×10⁹/L，EO 0.00×10⁹/L，Hb 145 g/L，PLT 160×10⁹/L，CRP 0.50mg/L，AMY 53U/L。血生化：ALB 39.10g/L，GLO 35.41g/L，TBil 90.95μmol/L，DBil 53.48μmol/L，

IBil 37.47μmol/L，ALT 598U/L，AST 530U/L，GGT 515U/L，AKP 282U/L，CK 363U/L，CK-MB 44.6U/L，LDH 815U/L，HBDH 563U/L，TG 2.17mmol/L，CRP 11.07mg/L，CH、GLU、ASO、肾功能、电解质均正常，免疫球蛋白IgG、IgA、IgM及补体C3、C4均正常。

2014年12月11日查血常规：WBC 11.34×10⁹/L，NE 0.8364，LY 0.1324，EO 0.0020，NE# 9.48×10⁹/L，LY# 1.50×10⁹/L，EO 0.02×10⁹/L，Hb 145g/L，PLT 137×10⁹/L，CRP 3.94mg/L，ESR 16mm/h。尿常规阴性。HBsAg 阴性，HCV 抗体阴性，甲、戊肝病原学抗体均阴性。HIV 抗体阴性，梅毒抗体阴性，血清不规则抗体筛查试验阴性。TORCH 全套：巨细胞病毒 IgG 阳性、IgM 阴性、单纯疱疹病毒 I 型、II 型 IgG、IgM 均阴性，风疹病毒抗体 IgG 阳性、IgM 阴性，弓形虫抗体 IgM、IgG 均阴性，呼吸道感染病原体（嗜肺军团菌、肺炎支原体、Q 热立克次体、肺炎衣原体、腺病毒、呼吸道合胞病毒、甲型流感病毒、乙型流感病毒、副流感病毒）IgM 九联检均阴性。胸部正位片（X371250）示双肺纹理增多增粗。

2014年12月12日查乙肝标志物全阴性。

2014年12月13日查血常规：WBC 4.43×10⁹/L，NE 0.4754，LY 0.4564，EO 0.0110，NE 2.10×10⁹/L，LY 2.02×10⁹/L，EO 0.05×10⁹/L，Hb 140g/L，PLT 204×10⁹/L，CRP 3.70mg/L。血生化：ALB 36.90g/L，GLO 32.14g/L，TBil 131.28μmol/L，DBil 89.92μmol/L，IBil 41.36μmol/L，ALT 553U/L，AST 668U/L，GGT 761U/L，AKP 334U/L，CK 87U/L，CK-MB 15.1U/L，TG 1.84mmol/L，CH 6.11 mmol/L，GLU、肾功能、电解质均正常。

2014年12月14日查腹部彩超（1423236CC）示：胆囊萎瘪、壁厚毛糙（胆囊炎？），肝、胰、脾、双肾未见明显异常。

入院辅助检查 2014年12月15日查甲、戊肝炎病原学均阴性；CMV-DNA＜400U/mL；EB-DNA＜1000U/mL；IgG、IgA、IgM、CER、TRF、RF 均无明显异常；自身抗体 ANA、AMA、ASMA、LKM、LC-1、抗 gp100 抗体、SLA/LP 均阴性；CA125、CA199、CA153 均正常。心电图：各波未见明显异常。彩超：肝内回声粗，胆囊壁水肿，脾、胰腺、双肾、双侧输尿管、双侧肾上腺区、膀胱、前列腺、下腔静脉肝后段及腹主动脉所显示段未见明显异常，肝门区淋巴结肿大，未见腹水。上腹部 MR 平扫 +MRCP：肝内平扫未见明显占位性病变，肝门区淋巴结影；胆囊充盈欠佳。

问题：如何考虑该患者黄疸的鉴别诊断

该患者的病史特点有：男性，10岁；病程短；发热3天拟"急性扁桃体炎"予多种药物治疗后出现黄疸，以进行性黄疸为主要表现，直接胆红素升高为主型黄疸；有皮肤瘙痒及皮疹；肝功能酶学表现为 ALT、AST、GGT 升高明显，而腹部彩超及 MRCP 未见胆道梗阻；常规病因的检查均为阴性；是否应该考虑药物所致肝内胆汁淤积。

引起肝内胆汁淤积的疾病见以下几种。①各型病毒性肝炎：该患者检查无相关病原学依据，可排除。②非嗜肝性病毒感染：如 EBV、CMV 等，多为急性起病，常合并有发热、皮疹、肝脾肿大等症状。外院查 CMV-IgM 阴性，入院查 CMV-DNA、EB-DNA 均阴性，故可排除。③药物性肝损害：该患者发病前有服用多种药物，包括解热镇痛药、抗感染药物，该类药物有肝损副作用，可能导致胆汁淤积甚至肝衰竭，故不能排除，必要时行肝穿刺病理检查进一步明确。④自身免疫性肝病：包括自身免疫性肝炎（AIH）、原发性胆汁性肝硬化（PBC）、原发性硬化性胆管炎（PSC），通常表现为反复轻、中度 ALT、AST 伴球蛋白、IgG 等升高，抗核抗体（＋），AIH、PSC 女性居多，男性多见于 PBC。本患者为青少年男性，黄疸在短期内进行性升高，查自身抗体均阴性，相关免疫球蛋白正常，必要时行肝穿刺进一步排除。

少见病因有以下几种。①遗传代谢性肝病：如肝豆状核变性，多反复出现肝功能异常，黄疸加重，有家族性，铜蓝蛋白升高等，结合患者情况需考虑该病可能，可行铜蓝蛋白、尿铜、肝穿刺活检协助诊断。②先天性胆红素代谢异常：主要有 Gilbert 综合征、Dubin-johnson 综合征、Rotor 综合征及 Crigler-Najjar 综合征，多为家族遗传性疾病，且上述疾病好发于儿童及青少年。该患者为青少年，胆红素升高以结合胆红素为主，而上述4种疾病中唯有 Dubin-johnson 综合征及 Rotor 综合征以结合胆红素升高为主，故有待于肝脏穿刺检查进一步明确。③良性复发性肝内胆汁淤积：属遗传性疾病，表现为反复发作的黄疸、皮肤瘙痒，肝酶正常。因患者临床表现为黄疸、皮肤瘙痒，虽无家族史，但也需考虑，有待肝穿刺及排除其他疾病后进一步鉴别，必要时基因检测以确诊。④进行性家族性肝内胆汁淤积：为遗传性疾病，由基因突变所致胆汁分泌或排泄障碍导致皮肤、巩膜黄染，多伴皮肤瘙痒，本病较为罕见，虽患者临床表现与该病相似，但尚需待肝穿及排除其他疾病后进一步鉴别，必要时基因检测以确诊。⑤胆管缺失综合征：其组织学可以和原发性胆汁性肝硬化相似，一般见于肝移植和骨髓移植时的移植物抗宿主病，当然也可以见于结节病和服用某些药物。

结合该患者的病史特点，进一步检查的重点应在肝穿刺病理学检查以及必要时基因学检查，以明确是否存在药物性肝内胆汁淤积可能。

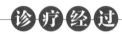

诊疗经过

2014年12月29日眼科裂隙灯检查：未见K-F环。并行肝穿刺肝组织病理检查，肝穿病理诊断：急性胆汁淤积性肝炎，首先考虑药物性肝损害。电镜：肝组织轻微病变。依据患者病史及相关检查及肝穿刺肝组织病理结果提示，可明确诊断：急性药物性肝损伤混合型。

入院后予氯雷他定、钙剂、维生素C等抗过敏治疗，维生素B_2，复方甘草酸单铵S、还原型谷胱甘肽、多烯磷脂酰胆碱、腺苷蛋氨酸、苦黄注射液保肝退黄，上述药物随着过敏情况、肝功能好转后逐渐停用。2014年12月16日，加奥美拉唑保护胃黏膜。2014年12月29日，可加用熊去氧胆酸至治疗结束，因考虑患者有过敏因素存在，故予地塞米松。2014年12月16日~18日，5mg iv qd。12月19日~25日，2.5mg iv qd，因地塞米松减量后患者皮疹增多，皮肤瘙痒明显，黄疸继续上升（参见下表）。2014年12月29日~2015年1月10日，5mg iv qd，后改为甲泼尼龙。2015年1月11日，60mg iv qd，约每10日减量20mg，减量至15mg后改为8mg qd口服。出院后2015年6月门诊复查，患者无不适，复查肝功能、血常规正常，自身抗体均阴性，痊愈停止治疗，过半年后随访患者一切正常。

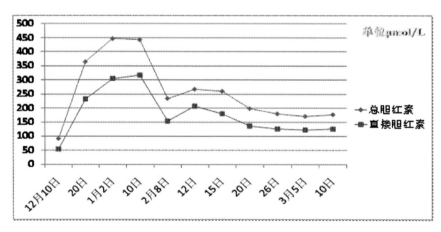

患者肝功能胆红素变化

单位 U/L

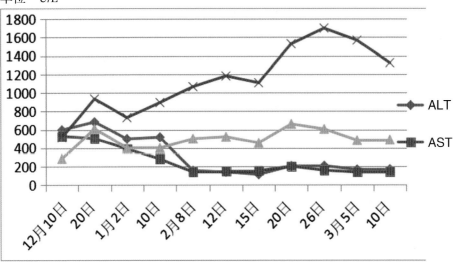

患者肝功能转氨酶变化

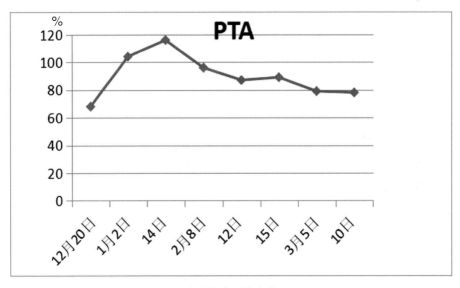

患者凝血功能变化

　　患者肝组织活检病理如下。

　　镜下描述（HE 和网纤染色）：肝小叶结构存在，气球样变偶见，毛玻璃变、脂肪变性均阴性，点状 / 灶状坏死（＋）伴少量中性粒细胞浸润，嗜酸性坏死偶见，碎屑样坏死、桥接坏死均无，肝细胞淤胆及毛细胆管淤胆（＋＋）。以肝 3 区为著，汇管区无明显扩大及纤维组织增生，淋巴、单核细胞浸润偶见。免疫组化染色：肝细胞 HBsAg、HBcAg 均阴性；CK7：胆

管上皮细胞（＋），祖细胞（－）；CD10、ABCB11 毛细胆管（＋），ABCB4
（+/-）。特殊染色结果：Masson 染色示无明显纤维组织增生；网状纤维染
色显示正常肝板结构；PAS 和 D-PAS 染色证实以上结果，未见 α_1- 抗胰蛋
白酶小体；铁染色未见含铁血黄素沉积；醛品红染色示库普弗细胞内脂褐
素沉积；铜染色未见铜颗粒沉积；维多利亚蓝染色未见铜结合蛋白沉积。
诊断：急性胆汁淤积性肝炎，由于本病例汇管区数量太少，难以评估胆管
损伤，结合临床病史，首先考虑药物性肝损害。

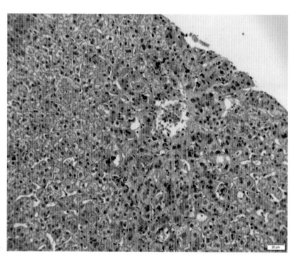

肝 3 区肝细胞淤胆、毛细胆管淤胆（常规 HE 和网纤染色 ×100 倍）

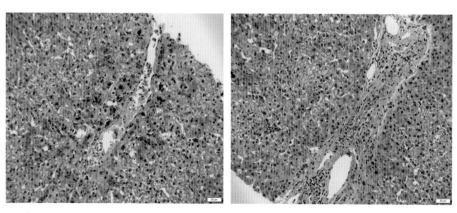

汇管区周围无明显碎屑样坏死和纤维增生（常规 HE 和网纤染色 ×100 倍）

药物性肝损伤

近年来随着各种药物引起肝损伤的病例报道不断增多，药物性肝损伤（drug induced liver injury，DILI）已成为一个不容忽视的公共卫生问题。中华医学会消化病学分会肝胆疾病协作组将由药物肝毒性导致的肝损伤定义为DILI，包括在药物使用过程中药物本身和（或）其代谢产物导致的肝损伤或肝脏对药物发生过敏反应引起的肝损伤，称为药物性肝炎。据世界卫生组织（WHO）统计，DILI已上升至全球死亡原因的第5位。在美国，DILI已成为急性肝衰竭的首要病因。在我国DILI形势也日趋严峻，据统计DILI患者已占肝病患者的1%~5%，占急性肝炎患者的10%，占暴发性肝衰竭患者的13%~30%。然而实际中由于DILI临床表现复杂，实验室检查无特异性，目前尚无统一的诊断标准，其真实发病率常被低估。此外，随着新药物的不断上市，DILI发病率也在不断增高，已成为仅次于病毒性肝炎和脂肪性肝病的第3大肝脏疾病。

一、可引起肝损伤的药物

已报道可引起肝损伤的化学药物和中药超过1000种。在美国，以抗菌药物和中枢神经系统药物致肝损伤的报道最为多见。此外，还包括中草药、膳食补充剂和免疫调节剂，对乙酰氨基酚也是导致DILI的主要原因。抗菌药诱导的肝损伤多为特异质反应，发生率较低，通常无症状、短暂，较轻微。在我国，抗结核药物引发的肝损伤占DILI的43.78%。

1. 抗肿瘤药　如甲氨蝶呤、氟尿嘧啶、巯嘌呤、阿糖胞苷等抗代谢药；环磷酰胺、白消安等烷化剂类；表柔比星、多柔比星、柔红霉素、博来霉素、放线菌素等抗生素类；顺铂、卡铂、奥沙利铂等铂制剂；依托泊苷、伊立替康等拓扑异构酶抑制剂；贝伐珠单抗、曲妥珠单抗、利妥昔单抗等单克隆抗体；紫杉醇、门冬酰胺酶、多西他赛、长春瑞滨、三氧化二砷、厄洛替尼等其他类。

2. 抗感染药　如异烟肼、利福平、吡嗪酰胺、链霉素、乙胺丁醇等抗结核药；阿莫西林、头孢氨苄、头孢呋辛、头孢替安、头孢美唑、头孢唑肟、头孢硫脒、头孢哌酮舒巴坦、头孢他啶、头孢克肟、氨曲南、亚胺培南西司他丁等β-内酰胺类抗生素；罗红霉素、阿奇霉素、林可霉素、克林霉素、万古霉素、庆大霉素、阿米卡星、米诺环素等抗生素类；左氧氟沙星、莫西沙星、磺胺嘧啶、柳氮磺吡啶、呋喃唑酮等人工合成抗菌药物；酮康唑、氟康唑、灰黄霉素、两性霉素 B 等抗霉菌药物；恩替卡韦、利巴韦林等抗病毒药。

3. **心血管病用药** 如普伐他汀、阿托伐他汀、辛伐他汀、氟伐他汀、非诺贝特等调血脂药；硝苯地平、卡维地洛、替米沙坦片、贝那普利、坎地沙坦等降压药；奎尼丁、胺碘酮、普罗帕酮、贝前列素等。

4. **精神系统用药** 如氯丙嗪、硫利哒嗪、三氟拉嗪、利培酮、苯巴比妥、丙戊酸钠、拉莫三嗪、苯妥英钠、西酞普兰、奋乃静、帕罗西汀、丙咪嗪、阿米替林、氯米帕明、米安色林、吡拉西坦、依达拉奉等。

5. **内分泌用药** 如二甲双胍、格列本脲、吡格列酮、罗格列酮、阿卡波糖、伏格列波糖、丙硫氧嘧啶、甲巯咪唑、别嘌醇、苯溴马隆等。

6. **NSAIDs** 如对乙酰氨基酚、塞来昔布、双氯芬酸钠、尼美舒利等。

7. **免疫调节剂** 如他克莫司、聚乙二醇、干扰素 α-2a（严重的肝功能异常者禁用）、硫唑嘌呤、来氟米特等。

8. **消化系统用药** 如西咪替丁、雷尼替丁、奥美拉唑、泮托拉唑、莫沙必利等。

9. **其他类药物** 如氯吡格雷、肝素、螺内酯、托拉塞米、地塞米松、苯丙酸诺龙、溴己新等。

10. **中药** 主要有土三七、延胡索、川楝子、雷公藤、苦楝子、艾叶、决明子、贯众、黄药子、苍术、番泻叶、苍耳子和蓖麻子等；中药复方制剂主要有壮骨关节丸、小柴胡汤、大柴胡汤、六神丸、麻杏石甘汤、葛根汤、大黄牡丹皮汤、防风通圣散、增生平、牛黄解毒片、天麻丸和复方丹参注射液等。

二、药物性肝损伤的诊断

当前，DILI 的诊断仍属排他性诊断。首先要确认存在肝损伤，其次排除其他肝病，再通过因果关系评估来确定肝损伤与可疑药物的相关程度。

1. 诊断要点

（1）DILI 发病时间差异很大，与用药的关联常较隐蔽，缺乏特异性诊断标志物。因此全面细致地追溯可疑药物应用史和除外其他肝损伤病因，对于建立 DILI 诊断至关重要。

（2）当有基础肝病或多种肝损伤病因存在时，叠加的 DILI 易被误认为原有肝病的发作或加重，或其他原因引起的肝损伤。DILI 患者中既往有肝病史者超过 6%；而既往有肝病史的患者约 1% 可出现 DILI。有研究认为发生在已有肝病基础上的 DILI 发病率和严重程度均可能被低估。

（3）鉴于部分患者表现为药物性自限性轻度肝损伤（适应），此后可自行完全恢复。为避免不必要的停药，国际严重不良反应协会（iSAEC）于 2011 年将 DILI 的生物化学诊断标准建议调整为出现以下任一情况：① ALT ≥ 5 × ULN。② ALP ≥ 2 × ULN，特别是伴有 5'-核苷酸酶或 GGT 升高且排除骨病引起的 ALP 升高。③ ALT ≥ 3 × ULN 且 TBil ≥ 2 ULN。需要指出，此非 DILI 的临床诊断标准，而主要是对治疗决策更具参考意义。

（4）下列情况应考虑肝组织活检：①经临床和实验室检查仍不能确诊 DILI，尤其是 AIH 仍不能排除时。②停用可疑药物后，肝脏生物化学指标仍持续上升或出现肝功能恶化的其他迹象。③停用可疑药物 1~3 个月，肝脏生物化学指标未降至峰值的 50% 或更低。④怀疑慢性 DILI 或伴有其他慢性肝病时。⑤长期使用某些可能导致肝纤维化的药物，如甲氨蝶呤等。

2. 因果关系评估方案 RUCAM 量表对药物与肝损伤的因果关系进行综合评估，见下表。

RUCAM 因果关系评估量表

药物：—— 初始 ALT：—— 初始 ALP —— R 值 = (ALT / ULN) + (ALP / ULN) =
肝损伤类型：肝细胞型（R ≥ 5.0），胆汁淤积型（R ≤ 2.0），混合型（2.0 < R < 5.0）

	肝细胞损伤型		胆汁淤积型或混合型		评价
1. 用药至发病的时间					
	初次用药	再次用药	初次用药	再次用药	计分
○从用药开始					
● 提示	5~90d	1~15d	5~90d	1~90d	+2
● 可疑	< 5d 或 > 90d	> 15d	< 5d 或 > 90d	> 90d	+1
○从停药开始					
● 可疑	≤ 15d	≤ 15d	≤ 30d	≤ 30d	+1

注：若肝损伤反应出现在开始服药前，或停药后 > 15d（肝细胞损伤型）或 > 30d（胆汁淤积型），则应考虑肝损伤与药物无关，不应继续进行 RUCAM 评分

2．病程	ALT 在峰值和 ULN 之间的变化	ALP（或 TBil）在峰值与 ULN 之间的变化	评价
停药后			
●高度提示	8d 内下降 ≥ 50%	不适用	+3
●提示	30d 内下降 ≥ 50%	180d 内下降 ≥ 50%	+2
●可疑	不适用	180d 内下降 < 50%	+1
●无结论	无资料或 30d 后下降 ≥ 50%	不变、上升或无资料	0
●与药物作用相反	30d 后下降 < 50% 或再次升高	不适用	−2
若继续用药			
●无结论	所有情况	所有情况	0
3．危险因素	乙醇	乙醇或妊娠（任意 1 种）	评价
○饮酒或妊娠	有	有	+1
	无	无	0
○年龄	≥ 55 岁	≥ 55 岁	+1
	< 55 岁	< 55 岁	0
4．伴随用药			评价
○无伴随用药，或无资料，或伴随用药至发病时间不相合			0
○伴随用药至发病时间相符合			−1
○伴随用药已知有肝毒性，且至发病时间提示或相合			−2
○伴随用药的肝损伤证据明确（再刺激反应呈阳性，或与肝损伤明确相关并有典型的警示标志）			−3

5．除外其他肝损伤原因			
第1组（6种病因）			评价
○急性甲型肝炎（抗-HAV-IgM+）或HBV感染[HBsAg和(或)抗-HBc-IgM+]或HCV感染[抗-HCV+和（或）HCV RNA+，伴有相应的临床病史]		●排除组Ⅰ和组Ⅱ中的所有病因	+2
○胆道梗阻（影像检查证实）		●排除组Ⅰ中的所有病因	+1
○酒精中毒（有过量饮酒史且ALT≥2）		●排除组Ⅰ中的5或4种病因	0
○近期有低血压、休克或肝脏缺血史（发作2周以内）		●排除组Ⅰ中的少于4种病因	-2
第Ⅱ组（2类病因）			
○合并自身免疫性肝炎、脓毒症、慢性乙型或丙型肝炎、原发性胆汁性胆管炎（PBC）[a]或原发性硬化性胆管炎（PSC）等基础疾病		●非药物性因素高度可能	-3
○临床特征及血清学和病毒学检测提示急性CMV、EBV或HSV感染			
6．药物既往肝损伤信息			评价
○肝损伤反应已在产品介绍中标明			+2
○肝损伤反应未在产品介绍中标明，但曾有报道			+1
○肝损伤反应未知			0
7．再用药反应			评价
○阳性	再次单用该药后ALT升高2倍	再次单用该药后ALP（或TBil）升高2倍	+3
○可疑	再次联用该药和曾同时应用的其他药物后，ALT升高2倍	再次联用该药和曾同时应用的其他药物后，ALP（或TBil）升高2倍	+1
○阴性	再次单用该药后ALT升高，但低于ULN	再次单用该药后ALP（或TBil）升高，但低于ULN	-2
○未做或无法判断	其他情况	其他情况	0

第一部分 肝病

总分意义判定：＞ 8 极可能；6~8 很可能；3~5 可能；1~2 不太可能；≤ 0 可排除。

（ALP 碱性磷酸酶；ALT 丙氨酸氨基转移酶；CMV 巨细胞病毒；EBV EB 病毒；HSV 单纯疱疹病毒 1；TBil 总胆红素；ULN 正常值上限）

在我国也应特别注意排除急性戊型肝炎，因此本项计分标准尚待今后完善。也应注意排除 IgG4 胆管炎，旧称原发性胆汁肝硬化（PBC）。

三、药物性肝损伤的治疗

DILI 的基本治疗原则如下。

（1）及时停用可疑肝损伤药物，尽量避免再次使用可疑或同类药物。

（2）应充分权衡停药引起原发病进展和继续用药导致肝损伤加重的风险。

（3）根据 DILI 的临床类型选用适当的药物治疗，药物有乙酰半胱氨酸、糖皮质激素、异甘草酸镁、双环醇、水飞蓟素、熊去氧胆酸、腺苷蛋氨酸等。

（4）ALF/SALF 等重症患者必要时可考虑紧急肝移植。

参考文献

［1］中华医学会肝病学分会药物性肝病学组 . 药物性肝损伤诊治指南［J］. 中华肝脏病杂志，2015，23（11）：810-820.

［2］霍记平，李新刚，赵志刚 . 药物性肝损伤及其生物标志物的研究进展［J］. 药物不良反应杂志，2015，17（6）：444-448.

［3］陆亚玲，杨旭 . 药物性肝病研究进展［J］. 西南军医，2016，18（2）：150-152.

［4］许新，纪莉莎，芦琳琳，等 . 药物性肝损伤发病机制的研究进展［J］. 临床肝胆病杂志，2016，32（2）：382-385.

［5］茅益民 . 促进药物性肝损伤的转化研究［J］. 中华肝脏病杂志，2016，24（11）：807-809.

［6］吕敏，刘建军，刘丽萍，等 . 药物性肝损伤分析及临床防治［J］. 中国现代医药杂志，2015，17（5）：104-107.

［7］中华医学会肝病学分会，中华医学会消化病学分会，中华医学会感染病学分会 . 胆汁淤积性肝病诊断和治疗共识（2015）［J］. 胃肠病学，2016，21（1）：39-51.

修改自参考文献和 http://www.livertox.nih.gov/rucam.html

［8］赵红，谢雯．药物性肝损伤的治疗现状［J］．中华肝脏病杂志，2016，24（11）：804-806.

［9］李岩，娄宪芝，夏华．腺苷蛋氨酸联合糖皮质激素治疗药物性胆汁淤积性肝病的疗效研究［J］．疑难病杂志，2016，15（2）：176-182.

（官升灿　王玉海）

专家评语

　　药物性肝损伤是临床上最常见的药物不良反应之一。近年来，我国在因肝病需要住院的患者中，药物性肝损伤所占的比例在不断增加，仅次于病毒性肝炎及脂肪性肝病（包括酒精性及非酒精性肝病）的发生率。因为本病临床表现缺乏特异性，又无可确定诊断的特定标记物，诊断上有一定困难。尤其是当药物造成的慢性肝损伤时，起病较隐匿，临床上常常不能及时发现或不能被确诊。这就需要临床医生详细询问病史，特别是发病前的用药情况。必要时行肝组织活检进一步确认。

（林榕生）

病例 ⑯

黄疸持续不退的肝硬化合并脂肪肝

内容提要

● 持续不退的黄疸是肝硬化失代偿期肝功能不全的临床表现，酒精性肝硬化多并发脂肪肝。

● 对于乙肝病毒及酒精两种病因所致的肝硬化失代偿期患者的治疗，目前内科缺乏特效药物及有效手段。

● 本病例在西医治疗效果欠佳情况下，选择针灸配合中药辨证施治，从而达到一定的退黄降脂的效果。

病史摘要

患者男性，53 岁，因饮酒后出现眼黄、尿黄、伴乏力，于 2016 年 12 月上旬就诊福建医科大学附属协和医院，查肝功能示：TBil 107.9 μmol/L，DBil 55.0 μmol/L，IBil 52.9 μmol/L，ALT 1534U/L，AST 1063U/L，ALP 293U/L，GGT 327U/L；AFP 40.72ng/mL，CEA 6.6ng/mL。凝血 4 项 +D- 二聚体：PT 21.0s，PTA 43%，APTT 46.2s。肝胆胰脾双肾彩超：轻度脂肪肝、慢性胆囊炎、脾肿大。拟 "肝功能异常" 收入住院，予以 "抗病毒、保肝、退黄、利胆、调节免疫、改善循环及营养补液" 等治疗。患者住院期间查全腹彩超示 "脂肪肝、左肾结石伴积水、左肾囊肿、前列腺轻度增大"。MR 肝胆脾平扫 + 增强示 "肝硬化、脾肿大，门静脉高压，食管 - 胃底静脉曲张、胆囊炎、左肾多发小囊肿"。诊断 "肝硬化失代偿期（乙肝 + 酒精性）、脂肪肝、慢性胆囊炎"。患者住院治疗十余天，腹胀、眼黄、尿黄症状较前好转，凝血功能较前纠正，但复查肝功能仍异常，遂就诊我院门诊。

既往史及个人史 发现 "HBsAg 阳性" 3 年余。否认糖尿病、高血压、心脏病等慢性病史。否认药物过敏史。有长期吸烟史 20 余年。有长期饮酒史，乙醇量 > 40g/d。

入院体格检查 体温正常，神志清楚。皮肤、巩膜可见黄染，未见肝掌、蜘蛛痣。全身浅表淋巴结未触及肿大。双肺呼吸音清，未闻及明显干湿性啰音。P 72 次 / 分，律齐，未及杂音。腹膨隆，全腹无压痛、反跳痛，肝脾肋下未触及，未触及包块，肝、肾区无叩痛，移动性浊音阴性。肠鸣音 4 次 / 分。双下肢无水肿。舌红苔薄黄，脉细数。

辅助检查　2016 年 12 月 11 日查生化全套：A/G 0.8，TBil 160.4μmol/L，DBil 81.3μmol/L，IBil 79.1μmol/L，ALT 1338U/L，AST 804U/L，ALP 240U/L，GGT 302U /L。

2016 年 12 月 12 日查 HBV-DNA 7.99 × 10⁴U/mL，凝血 4 项 +D- 二聚体：PT 20.8s，PTA 43%，APTT 45s，FIB 1.62g/L，TT 21.4s，D- 二聚体 2.87μg/mL，AFP 84.88ng/mL。

2016 年 12 月 13 日查乙肝两对半：HBsAg 32.24S/C.O，HBeAb 0.01S/C.O，HBcAb 0.01S/C.O。

2016 年 12 月 17 日查全腹彩超：①脂肪肝。②左肾结石伴积水。③左肾囊肿。④前列腺轻度增大。

2016 年 12 月 18 日查 MR 肝胆脾平扫 + 增强：①肝硬化、脾肿大，门静脉高压，食管胃底静脉曲张。②肝缘少量积液。③胆囊炎，分隔胆囊，胆囊腺肌症可能。④左肾多发小囊肿。

2016 年 12 月 23 日查肝功能常规：A/G 0.61，TBil 137.2μmol/L，DBil 57.2μmol/L，IBil 80μmol/L，ALT 144U/L，AST 79U/L，ALP 307U/L，GGT 138U/L。凝血 4 项：PT 19.6s，PTA 46%，APTT 47s，FIB 1.62g/L，TT 22.2s。

问题 1：如何从中医角度解释该患者黄疸持续不退

患者有慢性乙型肝炎病史且常年大量饮酒，素体湿热蕴结，脾胃受损，运化失健，水谷精微不布，聚湿成痰，阻遏气机，气滞湿阻。患者此次因饮酒后发病，湿热熏蒸，肝失疏泄，胆汁泛溢而发为黄疸。其病机关键是湿，湿性黏滞，易阻气机，气不行则湿不化，其体胶着难解，故病程较长，反复发作，或缠绵难愈。

诊疗经过

患者于 2016 年 12 月 28 日就诊我院门诊，症见全身皮肤、巩膜轻度黄染，伴疲乏，未见肝掌、蜘蛛痣，舌红苔薄黄，脉细数。予"恩替卡韦"抗病毒、"金茵退黄颗粒"清热利湿退黄、"肝宝"降脂等药物治疗，并请针灸科会诊，采用针灸降脂、提高免疫功能。2017 年 1 月 12 日患者复诊,诉无明显不适,无乏力、恶心、呕吐等,查体神清,皮肤、巩膜黄染较前减退,舌红苔薄黄,脉细数。体重明显减轻,精神状态好。复查肝功能:TBil 97.9μmol/L,DBil 57.4μmol/L,IBil 40.5μmol/L,ALT 96U/L,AST 112U/L,GGT 120U/L。继续予以抗病毒、中药及针灸治疗。2 月 6 日复诊患者病情稳定,腹围缩小,体重减轻近 10 斤,尿色转清,舌红苔黄,脉细弦。复查肝功能:A/G 0.55,TBil 44.8μmol/L,DBil 26.5μmol/L,ALT 86U/L,AST 106U/L,γ-GT 89U/L;凝血 4 项:PT 16.9s,PTA 62%,APTT 41.2s。至此患者病情逐渐得到控制。

问题 2: 为何选择针灸联合中药治疗

该患者素体痰湿偏盛、脾失健运,因而痰浊气血搏结,气滞血阻,脉络瘀塞,日久形成积证。积聚日久,病势较深,正气耗伤,形成虚实夹杂之证。患者此次发病急剧,多番治疗胆红素持续偏高。考虑患者长期饮酒,肝细胞受损,且脂肪堆积于肝脏,而致肝脏合成代谢功能受阻,疗效较差。本着急则治其标的原则,以针灸减脂及提高免疫力治疗为主,辅以中药理气健脾、清热利尿,从而达到降低胆红素的效果。

针灸治疗脂肪肝

脂肪肝属中医学积聚、痞满、胁痛、痰浊等范畴,病位在肝、脾,但以肝为主。《傅宗翰医术集锦》中云:"肝和脾升,胆和胃降。盖胆为中精之府,能净脂化浊;肝乃藏血之脏,职司疏泄。若肝胆失疏,则脾胃升降失常,而运化停滞,清浊难分;胆郁不畅,则清净无能,脂浊难化。"因此,本病的基本病机为肝郁脾虚、痰浊内阻。多数患者形体肥胖,加上懈怠多卧,懒于运动,使气血运行不畅,致肝郁脾虚、痰浊壅塞、气血瘀滞,易形成脂肪肝。

近年来,针灸在治疗脂肪肝方面获得显著疗效。针灸治疗需根据患者的症候特征进行取穴,一般可取穴中脘、下脘、关元、气海、足三里、丰隆、三阴交及局部取穴等。足三里、丰隆为足阳明胃经的合穴或络穴,针刺这两穴可调节脾胃功能,健脾化痰,运化水谷;三阴交是足三阴经交会穴,取之能健脾和胃补肾;关元温补下元;气海补元气、行气散滞;中脘为胃的募穴、八会穴之腑会,针刺中脘可调理胃肠,脾胃相表里,脾为生痰之源，故又有健脾化痰作用；局部取穴可针对性消耗局部过多的脂肪。此外，通过针灸可以抑制食欲，加速体内脂肪转运、代谢及降解，从而达到治疗脂肪肝的目的。

参考文献

[1] 刘亚平，刘树山，马秀琴.消脂汤配合针灸治疗脂肪肝90例的临床观察 [J].针灸临床杂志，2007，23（2）：9-10.

[2] 钱静娟，华摇忠，刘霞英，等.针灸治疗非酒精性脂肪肝疗效观察与护理 [J].现代中西医结合杂志，2012，21（9）：998-999.

[3] 黎启娇.针灸治疗脂肪肝疗效观察 [J].中国针灸，2004，24（4）：243-244.

[4] 杨沈秋，张禹，刘定，等.针药结合治疗肝郁脾虚型非酒精性脂肪肝疗效观察 [J].中国民间疗法，2012，20（8）：43-44.

（钟　琳　黄言谨）

专家点评

　　该病例诊断乙肝肝硬化失代偿期，肝脏合成功能低下，白蛋白低、白球比例倒置、PTA 43%，在乙肝感染的基础上长期饮酒导致肝硬化、门静脉高压、食管静脉曲张。黄疸长期居高不退，乏力、食欲差。经过中西医结合治疗，获得较满意的疗效。首先乙肝必须抗病毒治疗，目前国内的肝硬化抗病毒首推的一线抗病毒药物为 ETV、TDF、TAF，肝硬化患者需长期服用抗病毒药物。以上药物虽不容易产生耐药性，但在服用抗病毒药物的同时应注意主动检测病人的肝肾功能、HBV-DNA、乙肝两对半、甲胎蛋白。B超、CT、MRI 每3~6个月要定期复查，以防在肝硬化的基础上复发。

　　黄疸持续居高不退，西医疗法不多，中医可根据病人的症结辨证施治，对症下药。近年来，针灸在治疗脂肪肝方面取得疗效，通过针灸可提高免疫力、改善肝肾功能、健脾化湿、运化水谷、健脾和胃，加速体内脂肪转运和代谢等。

（潘　晨）

病例 ⑰

考虑与甲状腺功能减退相关的非酒精性脂肪肝

内容提要

● 临床上常见与甲状腺疾病相关的肝损伤为甲亢性肝损伤、抗甲亢药物引起的药物性肝炎、桥本甲状腺炎，而甲状腺功能减退症引起肝功能异常较少见。

病史摘要

患者女性，60岁，以"肝功能异常5个月"为主诉入院。5个月前因"腔隙性脑梗死"住院，发现肝功能异常，ALT 67U/L，TG 2.26 mmol/L，无乏力，食欲减退，腹胀，腹泻等。2个月前复查肝功能 ALT 115U/L，AST 69U/L，TG 3.05 mmol/L；B超：脂肪肝。予以葡醛内酯等保肝治疗，肝功能无改善。

既往史 有高血压病史10余年，不规则服用"氨氯地平、缬沙坦"等。

个人史 无烟酒嗜好，无毒物，放射性物质接触史。

月经史 已绝经8年。

入院体格检查 T36.6℃，P 72次/分，BP 105/69mmHg，Wt 74kg，BMI 28.9。肥胖外观，神清，营养中等，皮肤、黏膜无黄染，心肺听诊无异常，腹平软，腹壁脂肪厚，肝脾肋下未触及，移动性浊音阴性，双下肢无水肿。

辅助检查 肝功能：ALB 38g/L，GLB 42g/L，TBil 15.6 mmol/L，ALT 103U/L，AST 92U/L，GGT 55U/L，ALP 97U/L，CHE 3487U/L，LDH 263U/L。肾功能、电解质正常。血常规：WBC 5.3×10^9/L，Hb 117g/L，PLT 160×10^9/L。尿常规：白细胞3+。乙肝两对半：HBsAb 144U/L， HBcAb 7.98S/Co；HAV、HCV、HDV、HEV 抗体阴性；CMV、EBV 抗体阴性，ANA：颗粒型1：1000，AMA、SMA 阴性。IgA 3.75g/L，IgM 0.79 g/L，IgG 26.8g/L；TRF 2.04g/L；CER 0.33g/L；C3 1.36 g/L，C4 0.331g/L；ASO 25g/L，RF 20g/L；FT3 3.29pmol/L，FT4 13.7 pmol/L，TSH 8.09 μU/L（0.27~4.2）。CEA、AFP

正常。超声：肝内回声粗伴脂肪浸润；胆囊壁毛糙；脾、胰腺未见异常；CT：双肺纹理稍增多增粗，少许条索影，双侧胸腔少许积液。

问 题 1：引起肝功能异常的原因

1.NASH：绝经后女性，BMI=28.9，查体：肥胖外观，腹壁脂肪厚，肝功能检查提示 ALT、AST 升高，TG 增高，超声示脂肪肝。

不支持点：IgG 异常增高，ANA 强阳性。

2.AIH：中老年女性，IgG 异常增高，ANA 强阳性，肝功能检查提示 ALT、AST 升高，已经排除病毒性肝炎，简易评分 6 分。AIH 诊断积分系统：15 分。

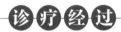

进一步检查肝组织病理。

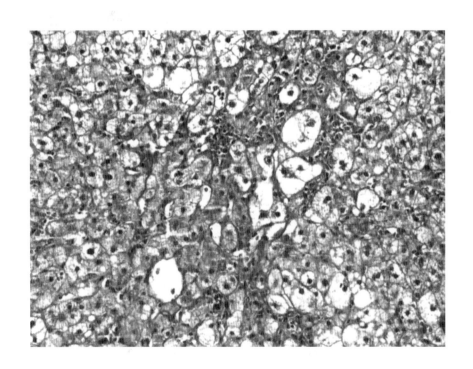

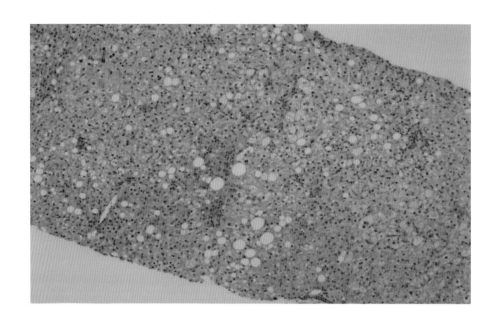

病理报告：轻度肝小叶炎症伴部分肝细胞大细胞混合性脂肪变，肝细胞明显气球样变伴散在 Mallory 小体形成，灶区窦周纤维化，未见明显界面炎，汇管区炎症轻微，未见明显浆细胞浸润，镜下形态符合脂肪性肝炎（F2G1S1），AIH 形态学诊断依据不足。

修改诊断为 NASH。

问题 2：仅仅是 NASH 吗

继续寻找诊断的蛛丝马迹：TSH 升高，LDH 明显升高，C3、C4 正常，转铁蛋白降低。2 个月后再次复查，甲状腺功能 FT3 1.30pmol/L，FT4 3.63pmol/L，TT3 0.77pmol/L，TT4 34.44pmol/L；TSH 67.44mU/L；甲状腺抗体：抗甲状腺球蛋白抗体＞ 500U/L，抗甲状腺过氧化物酶抗体＞ 1300U/L。

根据甲状腺功能及甲状腺抗体最终诊断：甲状腺功能减退症，非酒精性脂肪性肝炎，高脂血症，高血压病，腔隙性脑梗死。

治疗：予以左旋甲状腺素片 25μg qd 治疗 2 个月后，加量为 50μg qd 治疗，2 个月后查肝功能正常，甲状腺功能好转。

对该病例的思考

一、非酒精性脂肪肝与甲状腺功能减退症孰因孰果

1. 在 NAFLD 患者中甲减发生率的流行病学调查　2012 年发表于 Dig Dis Sci. 杂志的研究报道，246 例经肝穿证实的 NAFLD 患者，430 例年龄、种族、BMI 匹配的对照组。NAFLD 中甲减患者占 21%，显著高于对照组 9.5%；NASH 患者中甲减患者占 25%，显著高于非 NASH 的 NAFLD 患者中的甲减患者 12.8%。NAFLD 较正常人群 DM、HTN、高脂血症、HT 发病率高，TSH 水平高，年龄、高 BMI 和饮酒是 NAFLD 合并甲减的危险因素。

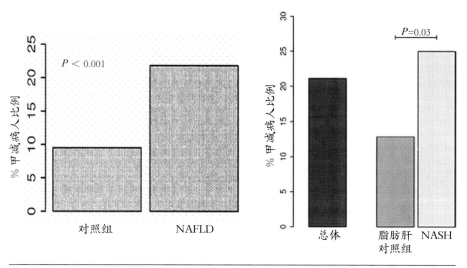

项目	NAFLD（n=233）	对照组（n=430）	P 值
女	131（56.2）	243（56.5）	0.86
种族			0.62
高加索人	219（94.0）	401（93.3）	
黑人	8（3.4）	20（4.7）	
西班牙裔	3（1.3）	3（0.7）	
其他	3（1.3）	6（1.4）	
年龄	50.4（11.1）	51.0（14.1）	0.76
BMI	35.7（8.6）	34.7（8.1）	0.86

项目	NAFLD（n=233）	对照组（n=430）	P 值
DM[a]	99（42.7）	95（22.1）	< 0.001
HTN[a]	137（59.1）	188（43.7）	< 0.001
高脂血症	174（86.1）	183（42.6）	< 0.001
AST（IU/L）[a]	41.5（27.0，65.0）	21.0（17.0，25.0）	< 0.001
ALT（IU/L）[a]	48.0（29.0，85.0）	19.0（14.0，24.0）	< 0.001
ALP（IU/L）[a]	80.0（63.5，103.5）	76.0（63.0，93.0）	0.001
胆红素（mg/dL）[a]	0.8（3.1）	0.9（5.5）	0.97
TSH（mU/L）[a]	2.2（1.4，3.2）	1.7（1.1，2.6）	0.013
甲状腺功能减退	49（21.0）	41（9.5）	< 0.001

2. 在甲减患者中 NAFLD 发生率的流行病学调查

变量	Enthyroidism（n=2324）	Hypothyroidism（n=2324）	Hypothyroidism	
			亚临床（n=2189）	显性（n=135）
年龄	48.6 ± 11.8	48.6 ± 11.8	48.4 ± 11.8	51.6 ± 10.8++
性别，女（%）	1450（62.4）	1450（62.4）	1357（62.0）	93（68.9）
体重指数（kg/m^2）	22.8 ± 3.0	23.1 ± 5.4**	23.2 ± 5.5	23.7 ± 3.2
腰围（cm）	81.7 ± 8.1	83.4 ± 8.3**	83.4 ± 8.3	84.0 ± 8.2
ALT(IU/L)	18.0（13.0-24.0）	19.0（14.0-27.0）**	19.0（14.0-27.0）	19.0（15.0-31.0）
AST（IU/L）	20.0（17.0-24.0）	21.0（18.0-26.0）**	21.0（18.0-26.0）	23.0（19.0-28.0）++
总胆固醇（mg/dl）	194.6 ± 34.2	194.2 ± 34.1	193.8 ± 33.8	199.6 ± 38.3
空腹血糖（mg/dl）	94.6 ± 15.2	96.0 ± 16.1**	96.0 ± 16.1	96.0 ± 16.2
三酰甘油（mg/dl）	76.0（53.0-111.0）	96.0（70.0-138.0）**	96.0（70.0-138.0）	95.0（69.0-145.0）
高密度脂蛋白（mg/dl）	56.3 ± 13.0	56.3 ± 13.6	56.1 ± 13.5	59.6 ± 14.7++
收缩压（mmHg）	113.6 ± 15.3	115.1 ± 15.4**	115.2 ± 15.4	113.2 ± 15.7

变量	Enthyroidism ($n=2324$)	Hypothyroidism ($n=2324$)	Hypothyroidism	
			亚临床 ($n=2189$)	显性 ($n=135$)
舒张压 (mmHg)	72.1 ± 11.4	73.9 ± 11.6**	73.9 ± 11.6	74.0 ± 12.1
糖尿病 (%)	98 (4.2)	119 (5.1)	109 (5.0)	10 (7.4)
高血压 (%)	290 (12.5)	349 (15.0) *	325 (14.8)	24 (17.8)
T_4 (ng/dl)	1.27 ± 0.20	1.10 ± 0.28**	1.14 ± 0.25	0.51 ± 0.18++
TSH (mIU/L)	1.62 (1.26-2.21)	5.09 (4.48-5.98) **	5.04 (4.45-5.81)	14.20 (6.52-38.70) ++
代谢综合征 (%)	339 (14.6)	536 (23.1) **	503 (23.0)	33 (24.4)
NAFLD,n(%)	453 (19.5)	703 (30.2) **	654 (29.9)	49 (36.3)
肥胖程度 (%)				
正常（BMI < 23）	1274 (54.8)	1186 (51.0) **	1126 (51.4)	60 (44.4)
超重（23 ≤ BMI < 25）	546 (23.5)	539 (23.2)	507 (23.2)	32 (23.7)
肥胖 (BMI ≥ 25)	504 (21.7)	599 (25.8)	556 (25.4)	43 (31.9)

甲状腺功能减退病人中非酒精性脂肪性肝病与代谢参数相关性的 Logistic 回归分析

变量	P 值	OR	95%CI
WC	0.01	1.087	1.018-1.061
三酰甘油	0.12	1.010	0.997-1.031
总胆固醇	0.21	1.009	0.995-0.921
尿酸	0.79	1.056	0.706-51.283
HOMA-IR	0.005	2.978	1.397-9.575
FT_3/FT_4 比率	0.02	1.834	1.089-3.569

甲状腺功能减退病人中非酒精性脂肪性肝病与代谢参数相关性的 Logistic 回归分析

变量	P 值	OR	95%CI
WC	0.02	1.189	1.024-1.381
三酰甘油	0.04	1.031	1.001-1.061
总胆固醇	0.78	1.004	0.977-1.031
尿酸	0.03	0.318	0.11-0.921
HOMA-IR	0.02	8.042	1.261-51.283
FT_3/FT_4 比率	0.01	3.540	1.309-9.575

甲减患者中 NAFLD 发病率为 30.2%，显著高于甲状腺功能正常患者的发病率 19.5%，高腰围、三酰甘油、胆固醇、尿酸、HOMA-IR、FT3/FT4 是甲减患者合并 NAFLD 的危险因素。

总结

甲状腺激素可与肝内受体结合促进脂质代谢，导致 TG 和 Tc 下降，而甲状腺功能减退症患者甲状腺激素水平下降，TG 和 Tc 升高，同时甲减患者 LPL（脂蛋白脂酶）活性下降，也会导致 TG 和 Tc 升高，导致脂肪肝。甲减患者 leptin（瘦素）和 FGF-21（纤维母细胞生长因子 -21）水平升高，促进 IR（胰岛素抵抗），促进脂肪细胞对葡萄糖的摄取，导致脂肪肝。而 NAFLD 患者肝内游离脂肪酸增多，ROS（活性氧）增加，导致甲状腺激素分泌减少，导致甲减。

Hypothyroidism 甲状腺功能减退
LPL 脂蛋白脂酶
FGF-21 纤维母细胞生长因子 -21
Leptin 瘦素
ROS 活性氧
Chol 总胆固醇

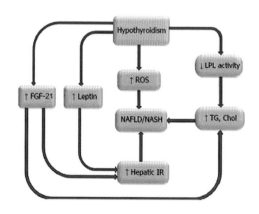

该患者经肝组织病理学检查证实存在脂肪肝，在后期随访中发现患者同时存在甲状腺功能减退症，这两个疾病的同时存在引发我们思考两者之间是否有联系，而后经大量文献证实，甲状腺功能减退确实可引起脂肪肝，患者经补充甲状腺素治疗后，肝功能自然就恢复正常，复查腹部彩超提示脂肪肝改善。

参考文献

[1] PAGADALA M R, ZEIN C O, DASARATHY S, et al.Prevalence of Hypothyroidism in Nonalcoholic [J].Fatty Liver disease, Dig Dis Sci, 2012, 57（2）: 528 - 534.

[2] SERT A, PIRGON O, et al.Subclinical hypothyroidism as a risk factor for the development of cardiovascular disease in obese adolescents with nonalcoholic fatty liver disease [J].Pediatr Cardiol, June 2013, Vol 34: 1166-1174.

（甘巧蓉）

专家点评

　　本病例临床表现为脂肪肝，而导致肝脏脂肪代谢异常的原因是甲状腺功能减退。从发病机制上，甲状腺功能减退因机体代谢异常可以导致脂肪肝。脂肪肝属于代谢性疾病，因此，临床医生在诊断脂肪肝的同时，需要进一步思考导致脂肪肝发生的可能原发性疾病，尤其导致代谢紊乱的基础病，避免漏诊，从而进行根本上的治疗，做到标本同治。

（林榕生）

病例 ⑱

心衰合并缺氧性肝炎

内容提要

● 缺氧性肝炎，曾被命名为"缺血性肝炎""休克肝"，其病理、生理基础为供氧严重不足，引起类似急性病毒性肝炎样发病的肝损伤综合征。

● 多发生于伴有心脏及呼吸功能不全等基础性疾病的老年人，主要表现为24小时内血清转氨酶及乳酸脱氢酶急剧升高，并排除其他原因引起的急性肝炎。

● 临床上相对于原发病，其缺乏特异性，易被原发病掩盖，故易漏诊及误诊，须引起临床医师足够重视。

病史摘要

患者男性，65岁，以"反复乏力、食少半年，腹胀、气促3天"为主诉，于2014年3月21日步行入院。入院前半年无诱因出现乏力、食少、恶心、呕吐，伴腹泻，每日排稀水样便4~5次，于长乐市医院诊断"急性胃肠炎？"，治疗2天后呕吐及腹泻有改善，但乏力及食少症状无改善。即转诊福建医科大学附属协和医院，查肝功能：ALB 24.9g/L，GLB 26.1g/L，TBil 149.5μmol/L，ALT 3015U/L，AST 3742U/L，GGT 157U/L。B超示：肝及门静脉系、胆、脾未见明显异常声像。CT示：腹水、双侧胸水，心包少量积液，左心增大。PCT 0.41ng/mL；凝血：PT 30.9s，PTA 25%。

转诊我院，门诊拟"急性肝炎"收入院。入院后查血常规：WBC 5.96×10^9/L，N 0.704，PLT 111.00×10^9/L，Hb 123.00g/L，CRP 16.47mg/L，血浆氨及白介素均正常，PCT 0.248ng/mL。血生化：ALB 30g/L，TBil 59.7μmol/L，DBil 24.2μmol/L，ALT 2107U/L，AST 1630U/L，GGT 115U/L，AKP 131U/L，LDH 460U/L，K 3.29mmol/L，CK 466U/L，CHE 4181U/L。凝血：D-二聚体＞8000ng/mL，PT 21.9s，PTA 40%，INR 1.94，APTT 38.6s。甲丙丁戊肝病原学均阴性，乙肝两对半HBsAb、HBcAb（-）。血气分析：PH 7.47，PO$_2$ 154mmHg，K 3.4mmol/L。影像学：肺CT显示双肺散在斑条影、双侧胸腔少

量积液、腹水；彩超显示肝内回声增强增粗，右肝隐约偏强回声（血管瘤？），下腔静脉及肝静脉内径增大，胆囊小隆起性病变，左肾结石、右肾囊肿，未见腹水。肺功能试验：混合型通气障碍（以限制为主）。

入院后予还原型谷胱甘肽、异甘草酸镁、多烯磷脂酰胆碱等保肝退黄治疗；人体白蛋白支持，并予红花黄色素氯化钠改善微循环，磷酸肌酸钠营养心肌。结合肺CT考虑COPD并感染，予低流量给氧，螺内酯利尿，多索茶碱平喘，氨溴索化痰，头孢哌酮舒巴坦抗感染。追问病史得知，患者近期有服口服药物"抗凝"治疗（不详），考虑其凝血功能异常与用药有关，嘱暂停自服药物。期间请呼吸科、心内科会诊，肺部感染、慢性心功能不全急性发作诊断明确，COPD有待明确，扩张型心肌病待排；加用地高辛强心及呋塞米、螺内酯利尿。上述症状缓解出院。

出院后继续地高辛、复方甘草酸苷治疗至20余天前。再度出现乏力症状，性质同前继续口服上述药物治疗，3天前乏力感加重，伴恶心无呕吐，并感腹胀，腹泻，每日排稀水样便5~6次，无黏液及脓血，无里急后重感及腹痛，伴活动后气促，夜间气促明显，无端坐呼吸，无心悸及胸闷、胸痛，经当地医院治疗，症状无改善，转诊我院。

1年余前因咳嗽、咳痰并气促，于协和医院诊断为"COPD并感染，双侧肺大泡，老年退行性心瓣膜病，主动脉瓣关闭不全，心功能Ⅲ级"，治疗后症状缓解。半年前协和医院心脏彩超：左心房室及右心房增大，左心室壁运动异常伴左心室整体收缩功能减退，主动脉窦及升主动脉增宽，主动脉瓣关闭不全（反流Ⅲ度），二尖瓣关闭不全（反流Ⅱ+度），三尖瓣反流Ⅱ度+伴肺动脉高压（中度），左心室后壁增厚，左侧锁骨下动脉血流稍减速，心包积液（少量）。长期口服地高辛治疗。

既往史及家族史 发病前无服用肝损药物史，无嗜酒史，吸烟史30年，家族无遗传性疾病史。

入院体格检查 T 37.1℃，P 90次/分，R 22次/分，BP 117/57mmHg。神志清晰，全身皮肤、黏膜轻度黄染，眼睑无水肿，未见皮疹及出血点，未见肝掌、蜘蛛痣。双肺呼吸音粗，可闻及湿性啰音，心率90次/分，心律齐，心音正常，主动脉瓣区可闻及3级舒张期杂音。腹平软，腹壁静脉无曲张，全腹无压痛及反跳痛，未触及肿物及包块，肝脾肋下触诊不满意，墨菲征阴性，肝浊音界正常，肝区无叩痛，腹水征阴性，双下肢轻度水肿，神经系统检查无异常。

辅助检查 BNP 5877pg/mL；肝功能：ALB 34g/L，TBil 34.6μmol/L，AST 56U/L，ALT 40U/L，LDH 251U/L；肾功能正常；自身抗体组合均阴性。TORCH 定性 8 项：风疹病毒抗体 IgG 阳性（＋），巨细胞病毒 IgG 阳性（＋），CER 正常，PT 15.1s。彩超：肝内回声粗，肝内偏强回声区（血管瘤？），胆囊壁水肿，左肾结石，右肾囊肿，脾、胰腺所见部分未见明显异常，肝门区及腹腔大血管周围未见明显肿大淋巴结，未见腹水，右侧胸膜腔少量积液、左侧胸膜腔未见积液。心脏彩超：左心增大，EF 值 28%；右心增大，轻 - 中度肺动脉高压；二尖瓣及主动脉瓣轻 - 中度反流；升主动脉稍增宽。心电图：左心室高电压；部分导联 ST 压低。

问题：该患者初步诊断及鉴别诊断

1. **已知致肝损害因素**

（1）感染：病毒、细菌（直接、内毒素）、寄生虫等。

（2）化学物质：药物、毒物、酒精。

（3）脂肪沉积：单纯性、酒精性、糖尿病、其他。

（4）代谢性疾病（先天性）：Wilson 病、血色病、α1- 抗胰蛋白酶缺乏症、Gilbert 综合征。

（5）自身免疫性疾病：自身免疫性肝炎。

（6）胆胰疾病累及肝脏：胆囊炎、胆石症、胰腺炎、胆汁淤积性肝病。

（7）心力衰竭：缺氧性肝炎、淤血性肝病。

2. **转氨酶的活性与肝病** 高度升高见于全身其他器官疾病，轻度升高几乎见于各种肝病，如：脂肪肝、慢性病毒性肝炎、肝硬化、继发性肝癌、肉芽肿性肝病、充血性心衰、急性胰腺炎。

中度升高与病因的相关性亦较差，常见于病毒或药物所致急性肝炎或慢性肝炎急性发作，自身免疫性肝炎、Wilson 病、炎症性肝癌。急性胆道梗阻转氨酶多正常或轻中度升高，但亦有显著升高者。

重度升高对于疾病诊断的特异性高于转氨酶轻中度升高，主要见于缺血性肝炎、急性病毒性肝炎等疾病。

3. **转氨酶重度升高见于**

（1）缺血 / 缺氧性肝炎：见于急性右心衰、呼衰、AMI、急性低血压、脑卒中、败血症，可伴有 LDH 显著升高，TBil、ALP、PT 改变常不明显，否则预后差。

（2）药物/中毒性肝炎：异烟肼、对乙酰氨基酚、氯烷、四氯化碳、小柴胡汤，在嗜酒者中尤易发生。

（3）急性病毒性肝炎：嗜肝病毒感染 HAV、HBV。

（4）其他：急性布加综合征、肝移植急性排斥、中暑，偶见于胆道梗阻、自身免疫性肝炎、神经性呕吐。

患者 6 个月前于协和医院诊断 COPD 并治疗，检查提示肺动脉高压，肝彩超提示下腔静脉及肝静脉内径增大，患者尚有吸烟史 30 年。心脏彩超提示右心增大，考虑存在肺心病并右心衰可能；患者右心衰体征不明显，考虑与右心衰基础上继发左心衰可能性大，从而出现全心衰表现，肝大等右心衰表现反而减轻；体现在夜间阵发性呼吸困难、心脏彩超提示左心增大，EF 值 28%；右心增大。患者有慢性心力衰竭基础，约半年前出现乏力、食少等症状，于我院查肝功能异常，甲乙丙丁戊肝炎病原学检查排除上述病原感染，此次再次出现乏力、食少等症状，查 TBil、肝功能 AST、LDH 升高，余正常，彩超提示肝内回声粗，故考虑之。目前患者尚未达到肝硬化诊断，故不考虑心源性肝硬化诊断。心力衰竭引起肝损伤可引起食少、腹泻等消化系统症状易误诊为急性胃肠炎；当急性肝炎出现下腔静脉、肝静脉内径增大，注意排除合并淤血肝可能。心力衰竭急性发作基础上出现淤血肝，转氨酶明显升高（> 20 倍），具有可逆性，经治疗后 10 余天内可迅速降至正常，此时应高度怀疑合并肝脏缺血缺氧引起肝损伤。提示：存在心脏严重疾病基础出现的淤血肝常合并缺血性肝炎（？），淤血肝转氨酶升高与 BNP 指标似有相关性，淤血肝应重视原发病，评估心脏功能，治疗时维持正常心排血量，并监测 BNP 等指标。淤血肝应注意排除病毒性肝炎等常见肝炎，肝穿病理可明确。

缺氧性肝炎

一、缺氧性肝炎的病因、发病机制、临床表现

缺氧性肝炎（HH）曾被认为与缺血有关，以往被定义为"休克肝""缺血性肝炎"。而研究发现缺血并非其发病的唯一机制，其共同的病理生理基础为供氧严重不足，引起类似急性病毒性肝炎样发病的肝损伤综合征。肝脏从门静脉和肝动脉两个不同来源得到血供，门静脉血流占肝血供的

70%~75%，肝动脉占 25%~30%。肝有一定的贮血作用，在中等量出血时，通过肝内血管运动调节作用可补充循环血量中 25% 的出血量。当肝血流量不足以代偿时可出现缺氧性损伤，由于肝小叶中央带细胞对缺氧极为敏感，故易形成肝小叶中央性坏死。因肝小叶中央性坏死加之肝内胆管发生胆汁淤积，故除肝功能异常外还可出现不同程度的黄疸，心功能不全越重休克越明显，则肝功能损害、黄疸升高程度亦愈重。此外，肝细胞无力摄取和利用氧也会导致缺氧性肝炎，多见于败血症。故其概念应被更准确地定义为缺氧性肝炎，是可逆的严重的低血压或心衰的常见并发症。

年龄大，有基础性疾病者发生缺氧性肝炎的可能性增大。典型患者的临床表现是老年、伴有心脏或呼吸功能不全。约有 80% 的患者因发生了急性肺水肿、心律失常、心肌梗死、呼吸窘迫和感染中毒症急诊入院。在入院后第 1 天肝功能损害较明显，血清转氨酶及 LDH 通常急剧升高。但是，相对于原发病，其缺乏特异性，易被原发病掩盖。大约一半的患者会出现肝区肿痛、踝关节水肿和肝颈静脉回流征阳性。入院时没有明显的黄疸。某种程度的精神改变，通常是血流动力学衰竭和脑缺氧所致，而不是肝衰竭。经过适当的处理，大部分患者病情都能稳定。入院后 24 小时血清转氨酶和 LDH 迅速达到峰值。LDH 在病毒性肝炎一般中度升高，因此建议以此作为缺氧性肝炎与病毒性肝炎的鉴别。血清转氨酶及 LDH 的急剧上升不是持续的。峰值过后，血清酶降至峰值的一半左右，10~15 天降至正常。酶的变化模式对于缺血性肝炎的诊断有帮助。然而，它不具有特征性，缺氧性肝炎的另外一个生物学特征是凝血酶原活性的早期和迅速下降。凝血酶原活性如此急剧下降在病毒性肝炎并不常见。缺氧性肝炎合并肾脏的损害是由于血流动力学衰竭所致，可辅助诊断，因为肾功能损害在病毒性或药物性肝炎中不常见。缺氧性肝炎患者血清胆红素中度升高，但很少进展为明显的胆汁淤积。感染性休克患者更容易出现明显的胆汁淤积，此类患者多伴多器官功能衰竭伴有明显肾损害和一定程度胆汁淤积，预后较差。常见的死亡原因为心源性休克、其次为感染性休克及突发心脏压塞。入院后 24 小时血清转氨酶和 LDH 迅速达到峰值。缺氧性肝炎可发生于一些特殊情况。热休克是缺氧性肝炎的潜在致病因素，其病死率在 25% 左右，主要见于劳累性热休克。死于热休克的患者，大约有 10% 出现肝小叶中央性坏死。其发病机制包括缺氧、血管萎陷、氧需量增加和急性心力衰竭。服用摇头丸后出现肝衰竭可能发生类似的病理生理过程。对于发生低血容量休克、心力衰竭、呼吸衰竭并伴有肝功能异常的患者，应考虑到发生缺氧性肝炎的可能，须密切监测肝功能，尤其是胆汁淤积的出现，往往意味着感染或者多器官功能衰竭，须要积极治疗原发病及并发症。在循环衰竭中，血流重新分配至重要器官，不利于肝脏灌流，血管收缩药物的使用具有重要的作用。改善肝脏微循环的功能应该是未来的治疗目标。

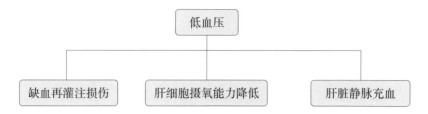

二、缺血性肝炎诊断标准

原发病：心源性休克、循环性休克、呼吸衰竭等血清转氨酶升高达 ULN 的 20 倍以上，具可逆性，7~10 天内降至正常，排除其他原因引起的急性肝炎。

三、淤血性肝病诊断标准

结构性心脏疾病所致右心功能障碍；体征：颈静脉怒张、肝大、肝颈静脉回流征阳性、水肿、腹水等；血清胆汁淤积指标升高，如 ALP、GGT、TBiL 等；排除其他因素引起的肝损伤。

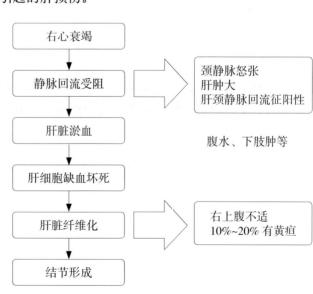

淤血性肝病的病因发病机制及临床表现

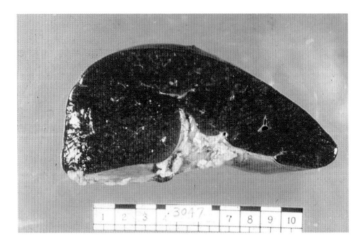

肝淤血

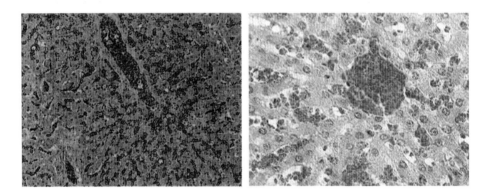

急性肝淤血

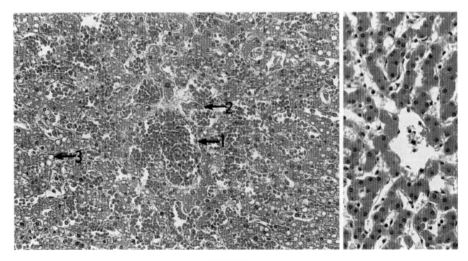

慢性肝淤血

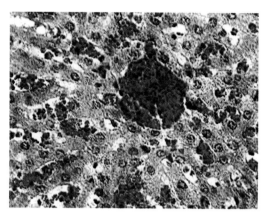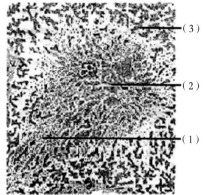

慢性肝淤血

（1）肝小叶中央静脉及附近肝窦高度扩张淤血，肝细胞索萎缩或消失。

（2）肝小叶中央淤血区向边缘发展，与邻近肝小叶互相沟通。

（3）小叶周边部肝细胞轻度萎缩。

四、治疗

1. 病因治疗

（1）基本病因治疗：瓣膜病——手术；冠心病——介入及手术；先心病——介入及手术。

（2）消除诱因：感染、甲亢、贫血、心律失常等。

2. 减轻心脏负担

（1）休息。

（2）限制钠盐摄入。

（3）利尿剂的应用：具有充血症状的心衰患者应避免过度脱水降低血容量。

（4）血管扩张剂的使用：①小静脉扩张剂：异山梨酯、硝酸甘油。②小动脉扩张剂：ACEI、哌唑嗪、硝酸盐制剂。

3. 增加心排血量

4. 抗肾素－血管紧张素类药物

5. β 受体阻滞剂

五、治疗及转归

予红花黄色素、复合辅酶保肝治疗，螺内酯利尿，地高辛强心，头孢美唑抗感染。入院第4天请心内科会诊：诊断为扩张型心肌病？慢性心力衰竭，心功能Ⅲ级，心脏瓣膜病变。患者有猝死风险，建议转心内科诊治。

参考文献

[1] 冯红霞，赵琦，李振方，等．右心功能不全、低血压在缺血性肝炎发病机制中的作用 [J]．胃肠病学和肝病学杂志，2011，（20）11：781-786.

[2] 汪雪英．心力衰竭合并缺血性肝炎临床特征及治疗 [J]．心血管病防治知识，2015，3：12-15.

[3] 谢章辉．右心功能不全合并肝病患者肝功能指标改变的意义 [J]．中国老年学杂志，2011，（31）5：256-258.

（江晓燕）

专家点评

心衰合并肝功能损害发病率为20%~30%，其肝功能异常的机制主要有以下几个方面：①静脉压升高，导致肝静脉回流受阻，造成肝淤血。②肝脏长期淤血及缺血造成肝脏结构及功能的变化。当肝血流量不足以代偿时可出现缺氧性损伤，由于肝小叶中央常对缺氧极为敏感，故易形成肝小叶中央性坏死。因肝小叶中央坏死加之肝内胆管发生胆汁淤积，故还会出现不同程度的黄疸。缺氧越严重，肝功能损害越严重，多见于心源性休克、脓毒血症导致低血压。血清转氨酶及乳酸脱氢酶急剧上升，10~15天后降至正常，尤其是乳酸脱氢酶升高尤为显著，这个可以作为与其他病毒性肝炎鉴别诊断的依据之一。

心源性导致肝损伤诊断标准：

（1）有原发病基础，比如各种心脏病、心源性休克、循环衰竭和呼吸衰竭。

（2）排除各种病毒性肝炎和肝病。

（3）经过纠正休克、强心利尿处理后，肝功能明显好转。

（4）体检时发现颈静脉怒张、肝大、肝颈回流征阳性、水肿、腹水等。

（5）ALT、AST、LDH、SB升高。

治疗：

（1）基础病因的治疗，低氧血症患者应吸氧。

（2）减轻细胞负荷，强心利尿，增加心脏排血量。

（3）抗肾素－血管紧张素、β 受体阻滞剂均可应用。

虽然一些患者在急性事件中存活下来，转氨酶在 3~7 天内恢复了正常，但死亡率仍高。

（潘　晨）

第二部分

感染性疾病

病例 ❶

AIDS 合并巨细胞病毒性脑炎

内容提要

● HIV 感染后多达 70% 的患者出现神经系统的并发症。

● 本例患者反复发热伴头痛 1 月余，曾就诊外院行颅脑 MR 检查考虑右侧额叶病灶，转移瘤有可能，因 HIV 抗体初筛待确定遂转诊我院。

● 结合患者 AIDS 可能性大，出现头痛伴发热常见病因考虑颅内感染，常见致病菌为结核菌、隐球菌，但单纯巨细胞病毒所致颅内感染并不常见。

病史摘要

患者男性，48 岁，福州人，以"反复发热伴头痛 1 月余"为主诉，于 2014 年 10 月 31 日入院。入院前 1 月余前无明显诱因出现发热，体温最高 38.5℃左右，具体热型不详，无畏冷、寒战，无盗汗，伴头痛，以颞侧为主，呈阵发性，无放射他处，尚可忍受，咳嗽，咳少量白色黏痰，无视物模糊，无胸闷、气促，未重视及诊治，期间仍反复发热、头痛，性质同前。14 天前就诊于福建某省级医院行头颅 MRI 示：①右侧额叶病灶，转移瘤有可能，建议进一步检查。②轻度腔隙性脑梗死，轻度脑萎缩。③部分鼻窦炎。④头皮多发脂肪瘤。转诊另一家省级医院住院，查头颅 + 肺部 CT 示双肺炎症，右侧额叶病变，建议 MR 进一步检查，考虑"肺部感染、多发颅脑占位性病变（转移瘤？）"，予对症降温（具体不详）治疗 2 天。发热、头痛等症状未缓解，体温波动于 38℃左右，因 HIV 抗体初筛试验待确定，遂转诊我院。门诊拟"获得性免疫缺陷综合征？颅内占位性质待查"收住我科。发病以来，精神及睡眠欠佳，大小便正常，近 3 个月来体重减轻 15kg。

既往史 无特殊。

入院体格检查 生命征平稳，神志清楚，全身浅表淋巴结未触及肿大。口唇无发绀，口腔干净，颈软，右肺可闻及少许湿性啰音，左肺呼吸音低，未闻及干湿性啰音，无胸膜摩擦音，心脏听诊无异常，腹平软，全腹无压痛及反跳痛，肝脾未触及肿大，墨菲征阴性，腹部移动性浊音阴性，关节无红肿，双下肢无水肿。神经系统检查未发现异常。

辅助检查 入院后查 CRP 13.30mg/L。血常规：WBC 4.70×10^9/L，Hb 116.00g/L，PLT 226.00×10^9/L；乳酸 1.76mmol/L；生化：ALB 33g/L，LDH 358U/L，Na 132.0mmol/L，AMY 72U/L，LPS 64.1U/L。凝血功能：PT 14.6 秒，APTT 42.3 秒，FIB 4.92g/L，余正常；ESR 66.00mm/h。梅毒抗体 CLIA 0.03S/CO。乙肝两对半定量（稀释）：抗 -HBs 抗体（＋）252.28mU/mL，抗 -HBe 抗体（＋）0.64S/CO，抗 -HBc 抗体（＋）8.11S/CO；丙肝抗体定量 0.05S/CO。尿常规正常。弓形虫 IgM 阴性 0.211COI，弓形虫 IgG 480.200U/mL；PCT 0.083ng/mL；CMV-IgM 阴性 0.379COI，CMV-IgG 81.03U/mL；真菌（1-3）-β-D 葡聚糖 ＜ 10pg/mL；CD4（绝对值）10 个 /μL；HIV-1 RNA 2.3×10^7U/mL；弓形虫 IgM 阴性 0.220COI，弓形虫 IgG 6.860U/mL；EB 病毒抗体组合：EB-IgM 抗体阴性，EB 病毒衣壳抗原 IgM 抗体阴性，EB 病毒衣壳抗原 IgG 抗体阳性，EB 病毒核抗原 IgG 抗体阳性；巨细胞病毒检测（尿液）：1.3×10^4 拷贝 /mL；痰结核分枝杆菌核酸测定：阴性；血培养：无细菌及真菌生长；福建省 CDC 查 HIV 抗体确认试验阳性；心电图（95995）各波未见明显异常；男全腹彩超（20141101085）：肝内回声粗，胆囊壁水肿，余未见异常；头颅 MR 平扫＋增强：①右侧额叶、右侧枕叶及右侧基底节区异常信号影，考虑感染性病灶，AIDS 相关性脑病？②双侧大脑半球异常信号影，缺血灶？③轻度脑萎缩。④右侧额部头皮下异常信号影，考虑良性病灶。

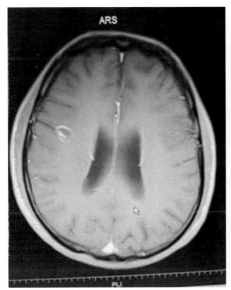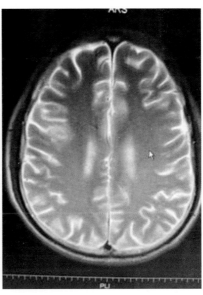

患者脑 MR 检查情况

问题 1: 患者目前颅内病变的诊断

患者为中年男性，有 AIDS 的基础，机体免疫力极低，病程相对较短，呈亚急性发作，有发热、头痛等表现，神经系统定位体征缺乏，MR 及 CT 等提示脑部病变，病灶多，考虑颅内病变性质待查：颅内感染? 转移瘤? 因其有发热且与头痛几乎同步出现，血 CRP 稍高，考虑炎症可能性大，但因其脑膜刺激征不明显，病程已 1 个月余，考虑细菌、真菌、结核的可能性不大，尿巨细胞病毒 DNA 定量升高，考虑颅内病毒感染的可能性较大，但肿瘤性病变仍无法排除。

诊疗经过

入院后行腰椎穿刺术，脑脊液压力约 100mmH$_2$O。脑脊液生化检测：TP 293.60mg/L，Cl 119.68 mmol/L，葡萄糖 2.79mmol/L（同步血糖 5.4mmol/L），ADA 1.94U/L。脑脊液常规：①潘氏试验：阴性。②颜色：无色。③清晰度：清晰。④隐球菌：阴性。⑤抗酸染色：阴性。⑥脑脊液细胞学检查：正常。⑦脑脊液白细胞计数、分类均正常。⑧脑脊液结核分枝杆菌核酸：阴性。⑨脑脊液培养：无真菌及细菌生长。脑脊液巨细胞病毒 DNA 检测（脑脊液）2.7×10^4 拷贝 /mL，故考虑为巨细胞病毒性脑炎的诊断。遂予以更昔洛韦抗巨细胞病毒治疗。患者头痛症状逐渐缓解。

复查腰椎穿刺术示脑脊液压力约 140mmH$_2$O，脑脊液生化检测：TP 326.50mg/L，氯化物 119.56 mmol/L，葡萄糖 2.31mmol/L（同步血糖 5.4mmol/L），ADA 1.70U/L。脑脊液常规：①潘氏试验：阴性。②颜色：无色。③清晰度：清晰。④隐球菌：阴性。⑤抗酸染色：阴性。⑥脑脊液细胞学：正常。⑦脑脊液白细胞计数、分类均正常。巨细胞病毒 DNA 检测（脑脊液） 4370 拷贝 /mL。巨细胞病毒 DNA 检测（尿液）< 400 拷贝 /mL。颅脑平扫 + 增强（MR100145）右侧额叶、右侧枕叶及右侧基底节区异常信号影，范围较前有所缩小。

问题 2: 患者巨细胞病毒性脑炎的诊断依据是否充分

患者为中年男性，AIDS 基础，免疫力极低，CD4 计数小于 50 个 /

μL。此次病程呈亚急性发作，有发热、头痛等表现，神经系统受损的定位体征缺乏，尿及脑脊液巨细胞病毒 DNA（CMV-DNA）均检出且拷贝数高，脑脊液化验生化及细胞学检查基本正常，ADA 不高，不支持细菌、真菌、结核感染，符合病毒感染特点。经过系统地抗 CMV 治疗，患者的症状改善，影像学好转，脑脊液 CMV-DNA 定量显著减少，治疗效果良好，而肿瘤性病变，脑部病变一般只会继续加重，因此从多方面证明诊断是正确的。

巨细胞病毒性脑炎

巨细胞病毒（cytomegalovirus encephalitis，CMVE）属于疱疹病毒科，在人群中感染广泛，健康人其抗体阳性率为 80%~100%，多为隐性感染。传染源为病人及其急性带毒者。传播途径包括：垂直传播、水平传播、医源性传播、性传播。人是其唯一宿主，机体对 CMV 的易感性取决于年龄、免疫功能状态，当宿主的免疫功能低下时，潜伏的病毒会活化而发病，AIDS 患者的 CMV 感染发病率高。Brantsaeter 等对 213 例艾滋病患者死后行尸检发现 152 例（71%）脑组织内有 CMV 感染，但 AIDS 患者中诊断 CMVE 的患者不到 1%，提示 CMVE 的发病率并不低，临床诊断水平有待提高。

CMVE 发病机制 病毒对细胞的直接损伤加上感染后免疫反应；脑实质及神经元细胞首先受累；部分血管出现严重的血管炎；感染后脱髓鞘也参与损伤机制。

人类中枢神经系统的 CMV 感染常发生在进展期的 AIDS、骨髓及实体器官移植中，临床表现多样，早期或轻症 CMVE 可没有任何症状。经典的前驱期症状：急性类感染综合征；进展期症状：高热、头痛、恶心、呕吐、意识状态改变；伴随症状：癫痫发作，局灶性神经系统症状。2/3 的存活患者遗留神经精神后遗症：记忆力缺陷，性格、行为改变，言语障碍，癫痫。查体可有脑膜刺激征及病理征阳性。脑室周围白质的高信号区常常是 CMV 脑炎的特征性变化，MR 比 CT 更敏感，在疾病的早期 MR 可能表现正常，而 DWI 可能有助于发现病变早期改变。脑脊液常规检查：虽缺乏特异性，但在鉴别诊断非常重要，一般外观呈无色透明，压力正常或略高，以淋巴细胞为主，糖正常或略低，蛋白略高，氯化物正常；脑脊液中病毒 PCR 检测：敏感性及特异性均高，可早期获得诊断如 CMV-DNA。血清及脑脊液中 CMV-IgM 检测，阳性率为 40%~60%，脑脊液阳性率低与血脑屏障有关。脑电图检查：表现为弥漫性高中幅慢波或伴有局灶性异常，脑电频率越慢，并出现阵发性慢波或尖波、棘波，提示病情越重，慢波持续存在且波幅低下者提示预后不良。因 CMV 视网膜炎是 HIV 病人最常见的眼部疾病，亦是 HIV 病人中导致失明的最主要原因，因此对 AIDS 合并 CMVE 的患者应常规行眼底检查。

对出现相关临床表现或有其他部位 CMV 感染的病人进行脑脊液检查，根据临床表现结合病原学（脑脊液 CMV-DNA 或 CMV-IgM 阳性），伴或不伴血中 CMV-DNA、CMV-IgM 阳性，可诊断 CMVE。鉴别诊断：需与肝性脑病、尿毒症、大面积脑梗死、脑出血、其他炎症（其他微生物、寄生虫导致的炎症）、肿瘤、颅内静脉血栓等鉴别。

治疗

（1）更昔洛韦可抑制受染细胞中 HCMV-DNA 的合成，是目前抗 HCMV 治疗的首选药物，脑脊液浓度为血液浓度的 67%。本品口服生物利用度较低，故常用静脉给药，其主要不良反应为骨髓抑制、肝功能损害。缬更昔洛韦为更昔洛韦缬氨酸酯前体，口服生物利用度大大提高，口服可以有效发挥抗病毒作用。

（2）膦甲酸钠为 HCMV-DNA 聚合酶抑制药，可用于更昔洛韦治疗无效或不能耐受该药的患者，主要不良反应为肾脏毒性。

（3）对症支持治疗：包括降颅压、控制抽搐、控制体温、营养支持、处理并发症等。

（4）高压氧：与药物综合作用更有利于脑功能恢复，减少脑炎并发症和病残率。

（5）糖皮质激素：一般认为对病情危重、有出血坏死性改变的脑炎患者可酌情使用，采用早期、大剂量冲击的给药原则，有报道称免疫球蛋白联合甲泼尼龙治疗 3~5 天效果明显。

（6）抗 HIV 治疗：不仅可以使巨细胞病毒的感染率显著下降，也可导致血及脑脊液中 CMV-DNA 显著下降，因抗 HIV 可能出现免疫重建反应综合征，从而导致脑局部炎症加重，一些专家认为延迟抗 HIV 可能是更加谨慎的选择。

本例 AIDS 患者出现发热及头痛等症状，考虑由颅内感染所致可能性大。其中颅内感染常见病原菌为隐球菌及结核分枝杆菌，患者尿巨细胞病毒 DNA 检测阳性，进一步查脑脊液巨细胞病毒 DNA 亦阳性，结合颅脑 MR 等影像学提示及治疗前后对比，CMVE 诊断明确。AIDS 患者机体免疫力低下，病毒性脑炎如 CMV 感染的发病率较普通人群明显升高，在临床工作中应引起我们重视，脑脊液常规筛查 CMV-DNA 意义较大。

参考文献

［1］BILGRAMI M, O'KEEFE P. Handb Clin Neurol. 2014, 121: 1321-44.

［2］BRANTSAELER A B, LIESTOL K, GOPLEN A K, et al.CMV disease in AIDS patients: incidence of CMV disease and relation to survival in a population-based study from Oslo［J］.Scand J Infect Dis, 2002, 34: 50-55.

（林　荆　陈雅红　叶寒辉）

专家点评

免疫缺陷患者如艾滋病病人 CD4 计数小于 50 个 /μL 者应引起足够重视。巨细胞病毒最常引起艾滋病病人的视网膜炎，也可感染脑、肺、肝、胃肠道等。确诊巨细胞病毒性脑炎需行脑组织活检、脑脊液 CMV-DNA 定量检测作为诊断依据。治疗以更昔洛韦、膦甲酸钠抗 CMV。艾滋病患者接受抗 HIV 治疗后应注意 CMV 免疫重建。

（叶寒辉　陈雅红）

病例 ②

AIDS 合并新型隐球菌性脑膜脑炎

内容提要

● AIDS 患者因免疫力低下，易并发各种机会性感染，其中真菌感染相当常见，尤其是白假丝酵母菌、马尔尼菲篮状菌、隐球菌等。

● 隐球菌感染易侵犯肺部、中枢神经系统等，病程迁延，治疗难度大。

● 本例患者发热、头痛 20 余天。曾就诊外院行颅脑 MR：考虑脑内多发脑梗死伴多发缺血灶。肺部 CT：考虑右肺炎性病变。并予行腰椎穿刺术，测脑脊液压力 200mmH$_2$O；脑脊液墨汁染色：检出新型隐球菌。脑脊液总蛋白 1.2g/L，葡萄糖 2.07mmol/L，氯化物 109.4mmol/L，HIV 抗体初筛试验待确定。

● 结合患者 AIDS 可能性大，出现头痛伴发热常见病因考虑颅内感染，脑脊液找到隐球菌，隐球菌性脑膜炎诊断明确。

病史摘要

　　患者男性，37 岁，泉州人，以"发热、头痛 20 余天"为主诉，于 2016 年 3 月 16 日入院。入院前 20 余天无明显诱因出现发热，体温最高 38.5℃左右，具体热型不详，无畏冷、寒战，无盗汗；伴头痛，以颞侧为主，呈阵发性，无放射他处，尚可忍受；咳嗽，咳少量白色黏痰，未重视及诊治，症状未改善。5 天前遂就诊当地医院，查颅脑 MR：考虑脑内多发脑梗死伴多发缺血灶；肺部 CT：考虑右肺炎性病变；并予行腰椎穿刺术，测脑脊液压力 200mmH$_2$O，脑脊液墨汁染色：检出新型隐球菌。脑脊液总蛋白 1.2g/L，葡萄糖 2.07mmol/L，氯化物 109.4mmol/L，予对症处理（具体不详）。因 HIV 抗体初筛试验待确定，遂转诊我院，门诊拟"获得性免疫缺陷综合征？隐球菌性脑膜炎"收住我科。

　　既往史　无"高血压、冠心病、糖尿病"等病史，无脑卒中病史。

　　入院体格检查　T 36.5℃，P 60 次 / 分，R 20 次 / 分，BP 116/85mmHg。反应迟钝，言语少，对答部分切题，自动体位，体检部分合作。全身皮肤、黏膜及巩膜无黄染，未见皮疹，未见出血点，全身浅表淋巴结未触及肿大。

双侧瞳孔等大等圆，直径约 3mm，对光反射灵敏，球结膜无水肿。口腔干净。颈抵抗，颏胸距约 4 横指。双肺呼吸音低，未闻及明显干、湿性啰音，无胸膜摩擦音。心脏听诊无异常。腹平软，全腹无压痛及反跳痛，肝脾未触及肿大，腹部移动性浊音阴性，关节无红肿，双下肢无明显水肿。双上肢肌力 4 级，肌张力正常，双下肢肌力 3 级，肌张力正常，双侧踝阵挛阴性，双侧膝腱反射正常，巴宾斯基征等病理征未引出，克氏征、布氏征阴性。

辅助检查 入院后查 CRP 3.23mg/L，WBC 6.81×10^9/L，RBC 4.81×10^{12}/L，Hb 143g/L，PLT 139×10^9/L，ESR 5mm/h。肝功能：ALB 37g/L，TBil 30.7μmol/L，DBil 12.3μmol/L，ALT 37U/L，AST 25U/L，γ-GT 86U/L。肾功能正常，乙、丙肝炎病原学及梅毒抗体均阴性。血培养：新型隐球菌。真菌（1-3）-β-D 葡聚糖 537.9pg/mL；血隐球菌抗原阳性，半乳甘露聚糖 0.68S/CO；CD4 计数 13 个 /μL；HIV-1 RNA 1.00×10^5IU/mL；福州市 CDC 查 HIV 抗体确认试验阳性。心电图、上腹部彩超未见明显异常。肺部 CT：①右肺感染性病变？②右侧胸腔少许积液。头颅 MR 平扫 + 增强：①双侧基底节区异常信号影，梗死灶？炎症？伴局部出血，详请结合临床，建议随访。②双侧大脑半球斑片异常信号影，炎性病变？缺血灶？③扫及双侧筛窦及右侧乳突炎性病变。④右侧侧裂池区蛛网膜囊肿。⑤空蝶鞍。

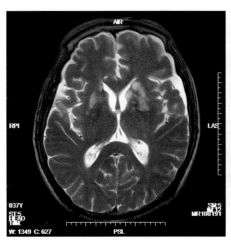
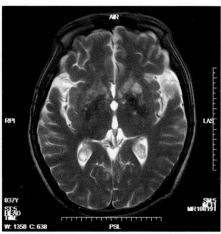

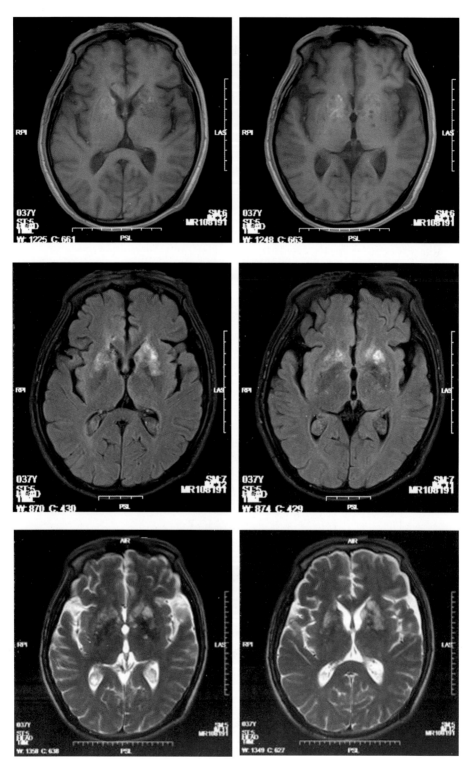

患者脑 MR 情况

2016 年 3 月 18 日腰穿检查，脑脊液压力大于 330mmH$_2$O。福州市脑脊液实验中心脑脊液检查：颜色 无色，潘氏球蛋白定性 +，葡萄糖测定 1.85mmol/L，总蛋白测定 826.30mg/L，氯化物测定 115.70mmol/L，脑脊液革兰染色阴性，抗酸染色阴性；脑脊液离心片检出较多隐球菌，隐球菌计数 12 × 10^6/L，并发现 1% 处于分裂状态。脑脊液细胞学检查提示异常脑脊液细胞学，以淋巴为主的免疫活性细胞学反应（淋巴细胞比例显著增高）。脑脊液培养：新型隐球菌。

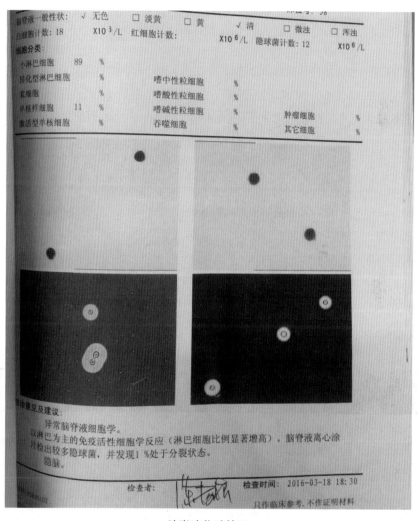

脑脊液化验情况

问题 1：该患者主要诊断

患者青年男性，HIV 抗体确证试验阳性，CD4 计数远小于 200 个 /μL，合并有隐球菌病，故获得性免疫缺陷综合征诊断明确。其血及脑脊液均培养出新型隐球菌，故新型隐球菌病诊断明确。其有肺部感染，病灶可能亦为隐球菌侵犯肺部所致，但免疫低，合并其他细菌感染无法排除。

诊疗经过

入院后予以氟康唑（400mg qd）、两性霉素 B（总剂量累积至 1.7g）、氟胞嘧啶（1.5g qid）抗隐球菌治疗，先后予美罗培南、莫西沙星抗细菌，甘露醇脱水降颅压，地塞米松抗炎，奥美拉唑护胃等治疗。2016 年 4 月 17 日开始替诺福韦、拉米夫定、依菲韦伦抗 HIV 治疗。经上述治疗 77 天后，患者仍诉头痛明显，但体温逐渐降至正常，神志好转。

查体：生命征平稳，神志清楚，反应尚可，对答切题，自动体位，检体合作。全身皮肤、黏膜及巩膜无黄染，未见皮疹，未见出血点，全身浅表淋巴结未触及肿大。双侧瞳孔等大等圆，对光反射灵敏。口腔干净，颈稍抵抗，双肺呼吸音低，未闻及明显干、湿性啰音，无胸膜摩擦音。心脏听诊无异常，腹平软，全腹无压痛、反跳痛，肝脾未触及肿大，腹部移动性浊音阴性，关节无红肿，双下肢无明显水肿。四肢肌力及肌张力正常，双侧踝阵挛阴性，双侧膝腱反射正常，巴宾斯基征等病理征未引出，克氏征、布氏征阴性。

复查 HIV-1 RNA 定量 < 250U/mL；CD4 计数 13 个 /μL。2016 年 5 月 12 日复查腰穿，脑脊液压力约 210mmH_2O。福州市脑脊液中心脑脊液常规：WBC 4.0×10^6/L，RBC 0×10^6/L，潘氏球蛋白定性 阳性，葡萄糖测定 1.37mmol/L，总蛋白 880.30mg/L，氯化物 118.75mmol/L，LDH 30.60U/L；脑脊液离心涂片检查较多隐球菌，并发现 1% 处于分裂状态，隐球菌计数 114×10^6/L。异常脑脊液细胞学，脑脊液白细胞计数正常，但细胞分类淋巴细胞比例显著增高（见下图）。血培养：培养 14 天无真菌生长。脑脊液培养：无真菌生长。

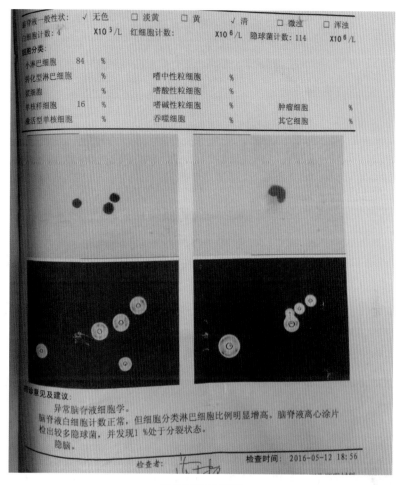

脑脊液一般性状：	✓ 无色	□ 淡黄	□ 黄	✓ 清	□ 微浊	□ 浑浊

白细胞计数：4　X10³/L　红细胞计数：　X10⁶/L　隐球菌计数：114　X10⁶/L

细胞分类：

小淋巴细胞	84	%					
异化型淋巴细胞		%	嗜中性粒细胞		%		
浆细胞		%	嗜酸性粒细胞		%		
单核样细胞	16	%	嗜碱性粒细胞		%	肿瘤细胞	%
激活型单核细胞		%	吞噬细胞		%	其它细胞	%

初诊意见及建议：

异常脑脊液细胞学。

脑脊液白细胞计数正常，但细胞分类淋巴细胞比例明显增高。脑脊液离心涂片检出较多隐球菌，并发现1%处于分裂状态。

隐脑。

检查者：　　　　　检查时间：2016-05-12　18:56

脑脊液化验情况

因仍头痛明显，我院无神经外科，患者遂转诊浙江大学医学院附属第一医院，于 2016 年 6 月 8 日行 Ventriculo-peritoneal shunt（V-P 分流术），术后恢复良好，出院后予氟康唑（氟康唑 400mg qd）抗隐球菌治疗。

2016 年 7 月 12 日患者无明显不适，就诊我院复查：HIV-1 RNA 定量 < 250U/mL；CD4 计数 55 个 / μL。2016 年 7 月 13 日复查腰穿，脑脊液压力约 215mmH$_2$O。福州市

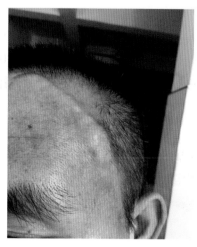

V-P 分流术后，额头部可见分流导管

脑脊液中心脑脊液常规：WBC 11×10^6/L，RBC 0×10^6/L，潘氏球蛋白定性 2+，葡萄糖测定 1.16mmol/L，总蛋白 1655.70mg/L，氯化物 122.90mmol/L，LDH 71.10U/L，脑脊液离心涂片检查较多隐球菌，隐球菌计数 194×10^6/L，并发现 5% 处于分裂状态，异常脑脊液细胞学，以淋巴为主的免疫活性细胞学反应，淋巴细胞比例明显增高（见下图）。脑脊液培养：无真菌生长。

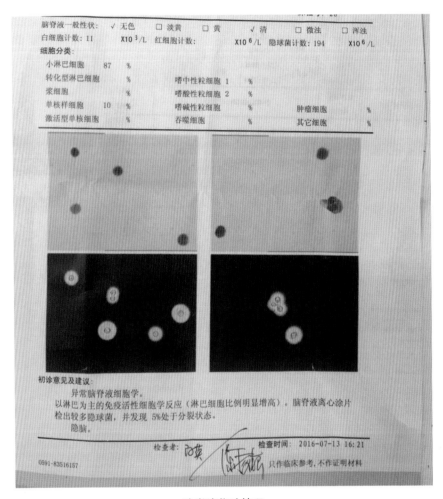

脑脊液化验情况

问题 2：患者治疗后脑脊液隐球菌数量及分裂比例增加，症状反而不明显

隐球菌脑膜脑炎导致患者死亡的主要原因之一是颅内炎症导致颅内压显著升高，该患者通过 V-P 分流术，颅内压已释放至腹腔，故除非引流导

管阻塞，脑疝等危及生命的高颅压状况基本不会出现，患者得以依靠口服抗真菌药控制，长期带菌生存，生存的质量尚可。

新型隐球菌脑膜（脑）炎

新型隐球菌属于真菌的隐球菌属，该属种类较多，自然界广泛分布，鸽粪中大量存在，也存在于人体的体表、口腔、粪便中。该菌为圆形酵母样，外周有肥厚胶质样荚膜，墨汁染色后可在黑色的背景中见到圆形或卵圆形透亮菌体，芽生繁殖。其荚膜由多糖构成，根据其抗原性可分 A、B、C、D 四个血清型，临床多见 A 和 D 型。隐球菌从鸽粪、水果、土壤等源头经由人体的呼吸道、皮肤或消化道进入，因其具有嗜神经性，最后突破脑膜，感染中枢神经系统，出现脑膜炎或脑膜脑炎的表现。患者可以是免疫力正常的，也可以是有严重基础疾病或免疫功能异常的。

一、临床表现

（1）多呈亚急性或慢性起病，少数急性起病。多为机会性感染，患者大多合并全身性基础疾病，20~40 岁青壮年最常见。

（2）临床分为四型：脑膜炎型、脑膜脑炎型、肉芽肿型、囊肿型。首发症状常为间歇性头痛、恶心及呕吐，伴低热、周身不适、精神不振等非特异性症状。随病情发展，头痛渐加重转为持续性，精神异常，躁动不安，严重者出现不同程度意识障碍。

（3）约半数以上伴脑神经受损，以视神经最常见，其次为第Ⅷ、Ⅲ、Ⅶ、Ⅵ 脑神经。部分出现偏瘫、抽搐、失语等局灶性脑组织损害症状。

（4）脑膜刺激征为早期最常见的阳性体征，晚期可出现眼底水肿、锥体束征等。

二、治疗

该病的治疗分为诱导期、巩固期和维持期三个阶段进行。

诱导期治疗经典方案为两性霉素 B 加上 5- 氟胞嘧啶。两性霉素 B 从 0.02~0.10mg/（kg·d）开始，逐渐增加剂量至 0.5~0.7mg/（kg·d），两性霉素 B 不良反应较多，需严密观察。不能耐受者可用两性霉素 B 脂质体 3~4mg/（kg·d）。5- 氟胞嘧啶 100~150mg/（kg·d），分 3~4 次口服。诱导治疗期至少 2 周。在脑脊液培养转阴后改为氟康唑（400mg/d）进行巩固期治疗，巩固治疗期至少 8 周。而后改为氟康唑（200mg/d）进行维持治疗，维持期至少 1 年，持续至患者通过抗病毒治疗后 CD4 + T 淋巴细胞计数 > 200 个 /μL 并持续至少 6 个月时可停药。诱导期替代方案：氟康唑800~1200mg 每天一次，联合 5- 氟胞嘧啶 100~150mg/（kg·d）（分 4 次），共治疗 6 周；或者单用氟康唑 1200~2000mg qd，治疗 10~12 周。

降颅压治疗：首选甘露醇，颅压不易控制者可行腰椎穿刺术降低颅压，重症者可行侧脑室外引流或脑脊液脑室腹腔分流术。

本例患者血液及脑脊液均培养出新型隐球菌，诊断新型隐球菌病证据充分。诊断明确后我院按指南的建议予以抗隐球菌治疗，两性霉素 B 加氟胞嘧啶使用时间远超 2 周诱导期，但总的累积量仍偏少，未达 2~4g。患者血液中的隐球菌转阴，脑脊液中隐球菌培养也转阴，但脑脊液中隐球菌计数及分裂比例下降不理想，可能与两性霉素 B 透血脑屏障差有关。患者最终通过 V-P 分流术，避免了高颅压的致命并发症，为持续抗真菌治疗获得了时间。

参考文献

[1] 艾滋病诊疗指南第三版（2015 版）. 中华医学会感染病学分会艾滋病学组 . 中华临床感染病杂志，2015，08（05）：385-401.
[2] 隐球菌性脑膜炎诊治专家共识 [J]. 中华传染病杂志，2018，36（4），193-199.

（敖　雯　陈雅红）

专家点评

HIV 隐球菌脑膜炎与死亡率相关的主要因素为持续高颅压，该病例诊断明确，以两性霉素 B+ 氟胞嘧啶规范抗隐球菌治疗后，持续存在颅高压，故行脑室 - 腹腔分流术（V-P 分流术）后症状明显改善。隐球菌脑膜炎的诊治难点在于抗隐球菌治疗及控制颅高压，隐球菌脑膜炎的抗菌治疗包括诱导期、巩固期及维持期。对于艾滋病患者隐脑诱导期疗程应至少大于4周。控制颅高压可药物降压、行腰大池引流术、Ommaya 囊植入术，在一定条件下可行 V-P 分流术。

（叶寒辉　陈雅红）

病例 ③

艾滋病患者合并诺卡菌感染

内容提要

● 艾滋病患者合并肺部感染极为常见，尽快明确引起感染的病原体对于诊断及治疗均有极大的帮助，另外诊治过程中主要致病病原体可能发生转变，因此应及时调整诊治思路。

● 诺卡菌感染是一种少见的、可致机体多脏器呈慢性化脓性（偶为肉芽肿性）改变的疾病，其抗酸染色可为阳性，易与结核分枝杆菌及非结核分枝杆菌感染相混淆。

● 本文一例 AIDS 患者合并肺部严重感染，血培养出诺卡菌，治疗初期较顺利，病情一度稳定，后期又发热，血培养出马尔尼菲青霉菌，加强抗真菌治疗的病情好转。

病史摘要

患者男性，35 岁，职业司机，福州人，以"发热 10 余天，咳嗽、咳痰 8 天"为主诉，于 2010 年 2 月 24 日入我院。入院前 10 余天无明显诱因出现畏冷、寒战、发热，体温最高达 40℃，热型不详，无其他不适，求诊于当地社区卫生院治疗（具体诊治不详），症状持续。8 天前另出现咳嗽，程度中等，咳白色黏液痰，量较多，无拉丝痰及血丝痰，无气促、咯血、呼吸困难及盗汗，求诊于福州肺科医院。查肺 CT 示双肺见弥漫性斑点、斑片、结节影，内密度不均，边缘模糊，纵隔内可见淋巴结影，右侧胸腔少量积液，按"肺部感染"予以"阿莫西林/舒巴坦、阿米卡星、复方磺胺甲噁唑"治疗至入院前 1 天，体温高峰有下降，咳嗽及咳痰好转，因福州市 CDC 查 HIV 抗体确证试验阳性，转诊我院。门诊拟"获得性免疫缺陷综合征、肺部感染"收住入院。

既往史 2 年前曾体检发现有"脂肪肝"，未重视及治疗，平时无不适感。否认冶游史及吸毒史。

入院体格检查 T 36.4℃，P 76 次/分，R 20 次/分，BP 112/77mmHg，入院未测体重。神志清楚，营养中等，皮肤、巩膜可疑黄染，未见皮疹及出血点。左锁骨上可打及一肿大淋巴结，直径约 1.5cm，质中，活动良好，表面光滑，无压痛，局部皮肤无红肿及破溃，余浅表淋巴结未触及肿大。口腔清洁，咽无充血，双侧扁桃体未见肿大，颈软，无抵抗。双肺呼吸音低，双下肺可闻及湿性啰音，无干啰音，无胸膜摩擦音。心律齐，心音正常，各瓣膜区听诊未闻及杂音。腹平软，全腹无压痛及反跳痛，肝脾触诊不满意，肝区无叩击痛，双肾区无叩击痛，腹部移动性浊音可疑阳性，肠鸣音正常，双下肢无水肿。神经系统检查未发现明显异常。

辅助检查 入院后查血常规：WBC 7.6×10^9/L，GR 0.91，LY 0.0363，Hb 95g/L，PLT 102×10^9/L；CRP 58mg/L。肝功能：ALB 24g/L，TBil 30μmol/L，DBil 16.9μmol/L，ALT 87U/L，AST 154U/L，GGT 161U/L，ALP 212U/L，CHE 1900U/L，TBA 18.1μmol/L。肾功能正常，TG 2.38mmol/L，TCHO 3.5mmol/L；乙肝标志物：HBeAb、HBcAb 阳性，余阴性，甲、丙、丁、戊肝炎病原学阴性，HBV-DNA 定量阴性，梅毒抗体阴性。凝血功能 4 项均正常。CD4+T 淋巴细胞计数 2 个/μL，CD4%1%；HIV-RNA 定量 9.1×10^5 拷贝/mL；痰涂片 3 次未找到抗酸杆菌；痰涂片找到革兰阳性球菌；痰培养无致病菌生长；福州市肺科医院 3 次血培养回报：星形诺卡菌。

心电图：窦性心动过速，部分导联 T 波改变（HR 111 次/分）。肺 CT：双侧肺部感染，建议痰找致病菌。彩超：肝大，肝右叶斜厚径直17.3cm，肝回声粗，胆囊壁水肿，脾肿大（长径 13.6cm，厚径 4.7cm），肝门区周围淋巴结肿大，腹水（2.5cm），双侧胸膜腔积液（左 3.0cm × 2.5cm，右 5.3cm × 5.6cm）。

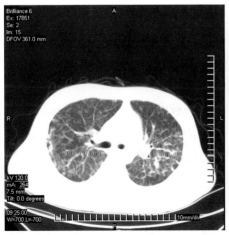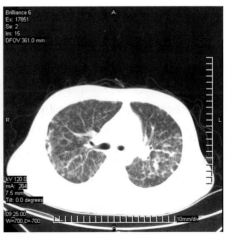

胸部 CT（2010 年 2 月 27 日）

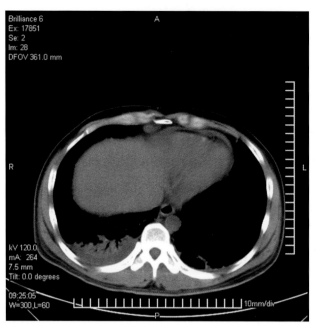

胸部 CT（2010 年 2 月 27 日）

问题：患者的诊断是什么？可能感染的病原是什么

患者中年男性，职业为司机，系感染 HIV 风险较高的职业，尽管否认有冶游史，但福州市 CDC 查 HIV 抗体确证试验阳性，CD4T 淋巴细胞计数仅 2 个 /μL，远小于 200 个 /μL，HIV-RNA 定量升高，故获得性免疫缺陷综合征诊断明确。AIDS 病人免疫力低，极易出现肺部感染。其有发热、咳嗽、咳痰表现，起病较急，病情进展快，肺部呼吸音低，双下肺可闻及湿性啰音，炎症指标中 GR%、CRP 明显升高，胸部 CT 提示双肺斑片、斑点及结节影，伴有胸腔积液，故肺部感染及胸腔积液诊断明确。其肺部病灶呈斑点、斑片、结节改变以及有间质性肺炎的磨玻璃样改变，CD4 计数极低，痰涂片为革兰阳性球菌，痰培养未检出致病菌，提示感染的病原可能并非单一，很有可能为多种菌混合感染，革兰阳性球菌、肺孢子菌、诺卡菌等均有可能。外院血培养 3 次均培养出星型诺卡菌，可诊断诺卡菌败血症，因其无外伤，故此病原入血的部位可能为肺部。有严重感染的表现，常见肝炎病原学阴性，肝功能异常，彩超未提示脂肪肝，可考虑为感染中毒性肝炎。感染消耗加上肝功能不佳，出现低白蛋白血症，出现多浆膜腔积液。其感染的部位不局限于一个系统，符合血流感染的特点。入院后主要诊断：获得性免疫缺陷综合征，诺卡菌败血症，肺部感染，感染中毒性肝炎，低白蛋白血症，双侧胸腔积液，腹水，轻度贫血。

诊疗经过

患者入院后予以"复方磺胺甲噁唑、阿米卡星、头孢哌酮/舒巴坦"治疗，治疗前5天体温正常，第6天出现发热，体温37.6℃，再行血培养，并复查肺CT提示与旧片比较有吸收好转，第9天最高体温升至40.5℃，先后加用莫西沙星、氟康唑抗感染，体温高峰未降，第12天血培养回报马尔尼菲篮状菌，加用两性霉素B抗真菌处理，随后体温渐正常，肺CT提示病灶渐吸收，胸腹水消退，心电图恢复正常，肝功能恢复正常，55天后康复出院。

诺卡菌感染

诺卡菌也称奴卡菌，广泛分布于土壤，多数为腐生非致病菌，非人体正常菌群。对人致病的主要为：星形诺卡菌、巴西诺卡菌、豚鼠诺卡菌、鼻疽诺卡菌。该菌形态与放线菌相似，菌丝末端不膨大，需氧，革兰阳性，常具有抗酸性，普通培养基室温及37℃均可生长，繁殖慢，多数2~7天可见菌落，有时需4~6周，一般需4周。星形诺卡菌菌落呈黄色或深橙色，表面无白色菌丝，巴西诺卡菌表面有白色菌丝，液体培养培养基中形成菌膜，浮于液面，液体澄清。

诺卡菌经吸入或直接皮肤接触病原菌感染，偶可经消化道入侵，人与人直接传染罕见，该菌全球分布，患者可为任何年龄，老年男性居多，男性发病率为女性5倍，户外工作者多见。易感因素包括：淋巴网状系统恶性肿瘤、器官移植、大剂量皮质激素及免疫抑制剂、AIDS患者，但约一半患者无基础疾病。

一、临床表现

诺卡菌感染的临床表现包括：原发性皮肤诺卡菌病、原发性肺诺卡菌病、脑诺卡菌病、播散性诺卡菌病。

1. 原发性皮肤诺卡菌　多为皮肤外伤后接触泥土所致。刚开始皮损呈暗红色丘疹、结节、脓疱，逐渐融合成斑块或多发脓肿，严重时出现瘘管以及深部侵犯，以巴西诺卡菌多见。它好发于腿部及脚部，若无继发细菌感染，局部自觉症状轻微，脓液中有时能找到颗粒。

2. 原发性肺诺卡菌病　主要为吸入带菌尘土引发，可隐匿发病。可表现为咳嗽、发热、胸痛、厌食、消瘦、倦怠，部分可有脓痰或血痰，但非特异；部分可出现呼吸衰竭；约 1/3 伴发脑脓肿；血白细胞及血沉升高；X 线表现为肺部炎性浸润、单个或多个结节影，脓肿，空洞，偶见粟粒样或弥漫性肺间质浸润，极少钙化，无纤维化，多位于肺下叶，部分胸腔积液。

3. 脑诺卡菌病　多由肺部病灶播散而来。起病呈急性或缓慢，可表现为头痛、嗜睡、颈项强直、精神错乱、失语、震颤、麻痹、发热、癫痫、视力障碍、神经性缺氧等，查体可有脑占位性病变体征，脑脊液呈细菌性脑膜炎改变或阴性。

4. 播散性诺卡菌病　往往由肺部病变开始血行播散至全身。以脑播散最常见，其次为肾、皮肤、胸膜、胸壁、肝、淋巴结、眼，可发生心内膜炎、心肌炎、心包炎，肋骨、股骨、椎骨、骨盆和关节亦可受累。

诺卡菌感染的实验室检查常可见：白细胞计数、中性粒细胞比例、血沉的升高；胸腔积液呈脓性或巧克力色；脑脊液有核细胞数、蛋白定量上升，葡萄糖下降；从组织标本分离出病原体是金标准。另外标本直接涂片可能发现革兰染色及抗酸染色阳性的病原体。

二、治疗

1. 原发皮肤诺卡菌　SMZ Co+ 喹诺酮类抗生素。

2. 肺诺卡菌病　SMZ Co+ 头孢曲松，SMZ Co+ 莫西沙星，亚胺培南 + 阿米卡星。

3. 播散性诺卡菌病　亚胺培南 + 阿米卡星，SMZ Co+ 亚胺培南 + 阿米卡星，SMZ Co+ 头孢曲松 + 阿米卡星。

4. 其他有效的抗生素　链霉素、米诺环素、头孢噻肟、利奈唑胺。

治疗的疗程因不同部位感染而不同，一般皮肤感染 1~3 月，肺部感染、播散性诺卡菌病但无中枢神经系统受累者至少 6 个月，有中枢神经系统受累者至少 1 年。

此外，在积极抗感染的同时，外科干预也很重要。局部肺脓肿、脑或皮肤脓肿可选择手术治疗。

体会

本例患者诊断 AIDS，免疫力极低，易并发各种机会性感染。肺部是机会性感染侵入人体最常见的门户之一。在免疫力低的状态下，机会性感染的病原体常常为多种，可出现少见病原体的感染，若出现标本抗酸染色阳性，除了常见的结核杆菌及非结核分枝杆菌感染外，还应注意有诺卡菌感染的可能性。另外感染治疗的过程中可能出现新的病原体感染，应及时进行病原学的再检查，及时调整抗感染的用药。

参考文献

［1］李兰娟，王宇明.感染病学第3版［M］.人民卫生出版社，2015：353-355.

［2］陈灏珠，林果为.实用内科学第15版［M］.人民卫生出版社，2017：553-554.

［3］RAWAT D，SHARMA S. NOCARDIOSIS［M］. StatPearls Publishing LLC，2018.10.27.

（原津津　陈雅红　叶寒辉）

专家点评

该例在入院前外院血培养3次提示星型诺卡菌，诊断明确，治疗效果良好。由于患者免疫功能低下，故在住院过程中血培养马尔尼菲篮状菌，经抗真菌治疗后治愈出院。此例随访9年，未再发生机会性感染。该病例的提示：① 标本抗酸染色阳性，除了考虑结核杆菌及非结核分枝杆菌感染外，还应注意有诺卡菌感染的可能性。②艾滋病免疫缺陷患者可能同时发生几种机会性感染，及时查明病原至关重要。

（叶寒辉　陈雅红）

病例 ④

发热、咳嗽 2 月余，误诊为血行播散性肺结核的小儿马尔尼菲青霉菌病

内容提要

- 马尔尼菲青霉菌病在非免疫缺陷人群中较为少见，儿童中的报道更为少见，容易误诊为肺结核，病原学的诊断尤为重要。
- 因此要重视标本真菌培养及真菌（1-3）-β-D 葡聚糖的临床价值。该患者虽几经波折达 2 月余，所幸最终确诊并得以治愈。

病史摘要

患儿，女，3 岁，福建泉州人，因"咳嗽、发热 2 月余，食少、尿黄 1 周余"，于 2016 年 1 月 27 日转入我院。患者 2 月余来反复咳嗽、咳痰伴发热，体温 39℃，热型不规则。最初在诊所就诊，病情无好转。2016 年 1 月 14 日当地儿童医院查胸 CT 示双肺见弥漫性分布大小不等的结节影，右肺中叶及下叶基底段肺不张，双肺门增大并纵隔多发淋巴结钙化，心包积液，考虑血行播散型肺结核可能性大，右肺中间段支气管狭窄。曾予抗感染治疗，效果欠佳。2016 年 1 月 19 日至省城专科医院就诊，查肝功能：ALB 30.1g/L，ALT 96U/L，AST 156U/L，GGT 97U/L，PT 12.0s，PCT 0.1ng/mL。彩超示右胸腔微量积液，右下肺不均质低回声（炎性病变？），心包腔少量积液，左胸未见明显异常；双侧颈部淋巴结肿大，双侧腋窝淋巴结肿大；腹腔、腹膜后多发结节，考虑肿大淋巴结，腹腔少量积液；肝实质回声稍增粗，脾轻度肿大，左肝钙化灶，胆囊壁毛糙，胆囊内异常回声，考虑胆囊内沉积物，胰、双肾未见明显异常。血气分析：PH 7.442，PO_2 85.7mmHg，PCO_2 23.4mmHg，SpO_2 96.7%，PaO_2 125.2mmHg。呼吸道病原体 9 项均阴性；巨细胞病毒 IgM 阳性；EB 病毒 IgM 抗体阴性，乙肝病原学除 HBsAb 余均阴性；梅毒、HIV 抗体、丙肝抗体均阴性；G 试验阴性；红细胞沉降率 58mm/h；血结核抗体阳性；结核杆菌 TB-DNA 阴性；痰找抗酸杆菌阴性；痰结核分枝杆菌耐药性基因检测阴性；痰结核 -DNA 阴性；痰找嗜酸细胞阴性；结核分枝杆菌

特异性细胞免疫反应检测结果显示不确定。诊断"双肺血型播散性肺结核可能、淋巴结结核可能、肺部感染"，予阿莫西林舒巴坦、阿奇霉素、HRZ抗结核等治疗5天，发热改善，体温高峰稍有下降，但出现消化道症状，恶心、呕吐、进食后中上腹闷痛。2016年1月26日福州市肺科医院复查肝功能ALB 28.9g/L，TBil 28.41μmol/L，ALT 850U/L，AST 2958U/L，GGT 97U/L，PCT 3.61ng/mL。考虑"药物性肝炎"，停用抗结核药物，加"白蛋白、复方甘草酸苷"等保肝，"头孢噻肟"抗感染。但同时患者又出现发热，体温38℃左右，无畏冷、寒战，经会诊后转诊我院。

既往史 患儿出生后即发现唇腭裂，分别在出生3个月和1岁时在泉州儿童医院行唇腭裂修补术，术顺，术后无不适。半年前因体检发现肝功能异常，ALT达200U/L左右，检查不详。就诊当地医院，诊断：巨细胞病毒性肝炎。予保肝2周复查肝功能好转，具体不详，后未再复查。

入院体格检查 T 37.2℃，皮肤、巩膜无明显黄染，双侧颈部、双侧腹股沟可触及数枚蚕豆大小肿大淋巴结，局部融合，活动度可，无压痛，无破溃；咽充血，右侧咽部可见一黄豆大小淡黄色膜状物附着，不易拭去；双肺呼吸音粗，双下肺可闻及少量干湿性啰音；P 123次/分，心音尚有力，未闻及明显杂音；腹软，全腹无压痛及反跳痛，肝脾触诊不满意。

辅助检查 血常规：WBC 5.51×10^9/L，N 73.5%，Hb 90g/L，PCT 2.56ng/mL。甲、戊肝炎病原学均阴性。真菌（1-3）-β-D葡聚糖 614.5pg/mL；半乳甘露聚糖 0.256S/CO。血CMV、EBV-DNA阴性。CD抗原：CD_3^+（绝对值）967，CD_3^+（绝对值）60%，CD_4^+（绝对值）326，CD_4^+（绝对值）21%，CD_8^+（绝对值）533，CD_8^+（绝对值）34%，NK（绝对值）39，NK（绝对值）2%。CER 0.094g/L；24小时尿酮（外送）：尿酮 1473.78μg/24h；K-F环阴性。颅脑MRI平扫未见异常。肝豆状核变性基因测序示，检测到外显子8（c2310）、12（c2855）、16（c3419）处出现点突变，均属于多态性点突变，支持肝豆状核变性诊断。腹部彩超：①肝内回声粗，请结合临床，建议复查。②胆囊沉积物。③脾肿大。④腹腔多发性淋巴结肿大。⑤腹水（2.8cm×1.5cm）。⑥双肾未见明显异常。

心电图：各波未见明显异常。心脏彩超示：①心包积液（中等量）。② LVEF值正常（检查时心动过速）。肺部CT提示：双肺阴影，双侧支气管管壁增厚，考虑结核可能，纵隔内、颈部、左侧腋窝淋巴结肿大，考虑淋巴结结核可能，右肺门部分病灶可疑破溃入支气管腔，建议进一步检查，心包积液，双侧胸腔积液。

问题 1：如何判断该患者目前诊断

患者为 3 岁小儿，反复发热、咳嗽 2 月余，有全身淋巴结肿大、多浆膜腔积液、胸 CT 示双肺见弥漫性分布大小不等的结节影，右肺中叶及下叶基底段肺不张，双肺门增大并纵隔多发淋巴结钙化，心包积液，从临床表现上看，血行播散性肺结核不能排除。并且外院曾予抗结核治疗，体温高峰一度有下降，似乎也佐证结核的诊断，但还缺乏病原学诊断依据。入院后体检发现咽部有淡黄色膜状物，真菌（1-3）-β-D 葡聚糖明显升高，需注意排除真菌感染可能，取得膜状物及合格痰标本行病原学检查至关重要。患者反复发热、全身淋巴结肿大、咽部膜状物，亦不能排除有恶性淋巴瘤可能，必要时需行淋巴结活检明确诊断。

诊疗经过

入院后考虑患儿肺结核及淋巴结结核可能性大，一线抗结核药物又引起肝功能损害，停用。予美罗培南联合利奈唑胺抗结核及抗感染治疗，并予保肝利尿等治疗。患者症状无改善，仍反复发热，体温高峰进行性升高。

2016 年 2 月 1 日我院痰涂片及痰培养均报告丝状真菌，但当时未鉴定菌种。而丝状真菌临床上最常见为曲霉。考虑患者为儿童，无曲霉感染高危因素，未有真菌接触暴露史，影像学也无侵袭性曲真菌感染的典型性表现，未能确定诊断，再次送检痰培养。

2016 年 2 月 2 日患者体温升高达 42℃，精神萎靡，气促，双肺闻及哮鸣音。2 月 3 日复查肺部 CT 进展，经与细菌室再次联系，发现第二次送检痰培养再次检出丝状真菌。经有经验的微生物检验师判断，初步考虑马尔尼菲青霉菌感染，并将培养出的真菌转接种于含氯霉素的沙氏葡萄糖琼脂及显色培养基，分别置 25℃及 37℃培养 48 小时。遂更改方案，停用美罗培南、利奈唑胺，改用伏立康唑 100mg ivgtt q12h 治疗。

2016 年 2 月 5 日真菌鉴定结果确定为马尔尼菲青霉菌，其后患者体温逐渐改善，2016 年 2 月 8 日恢复正常，精神、饮食、咳嗽好转，咽部白膜消失，全身肿大淋巴结缩小，腹水消退，肺部 CT 逐步好转，CD_4^+ 恢复至

724/μL。2016年3月14日B超示心包腔未见明显积液，肝功能恢复基本正常，24小时尿酮恢复正常，2016年3月18日出院。伏立康唑总疗程14周（静滴2月8日至2月24日，后改100mg q12h口服至5月11日）。治疗过程中监测伏立康唑血药浓度波动于1.0~1.9μg/mL。

出院诊断：播散型马尔尼菲青霉菌病、药物性肝损伤、感染中毒性肝炎、肝豆状核变性。

出院后继续随访。2016年5月11日复查肺CT基本恢复正常，肝功能正常，血常规示WBC 3.2×10^9/L，余正常。

在治疗过程中，原本已联系2月3日行淋巴结活检术，但因患者当时高热，一般情况欠佳，暂缓检查。其后因患者治疗后病情好转，未再活检。

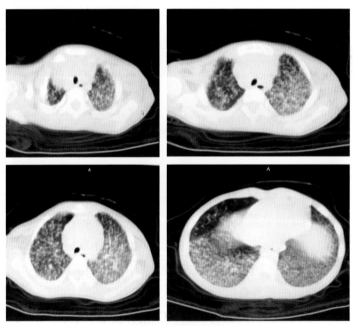

2月3日肺部CT表现

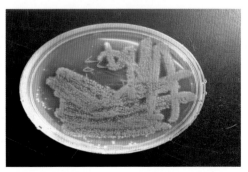

沙保罗培养基25℃，呈酒红色，菌丝相

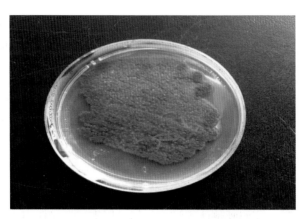

显色培养基 35℃，呈蓝色，酵母相

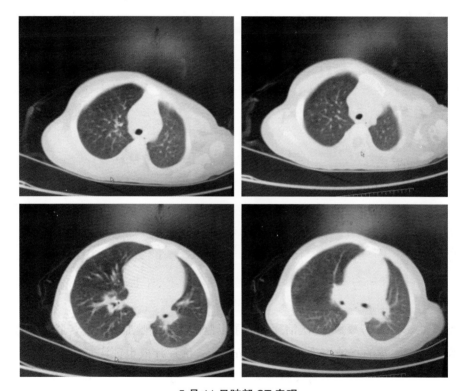

5 月 11 日肺部 CT 表现

问题 2：该病例给予我们的思考

（1）该患儿临床表现及影像学特点上确实与结核难以鉴别。我们能够确诊的原因在于入院时详细体检，发现患者咽部有淡黄色膜状物附着，予抽取痰液及咽部白膜送检，经痰液微生物检查得以证实为马尔尼菲青霉菌感染。马尔尼菲青霉菌感染一般不引起淋巴结钙化，该患者有纵隔多发淋巴结钙化，但并无结核感染的依据，因此对于这一现象还需更多的临床数据支撑。

（2）要重视真菌（1-3）-β-D 葡聚糖的临床价值，它是除隐球菌、毛霉菌外，所有酵母菌及丝状真菌细胞壁上的一种成分。在正确留取标本情况下，连续 2 次以上查血液真菌（1-3）-β-D 葡聚糖阳性需考虑真菌感染，敏感性 70% 80%、特异性 90%。在临床上也要关注可能导致假阳性的原因，包括：①使用纤维素膜进行血透，标本或患者暴露于纱布或其他含有葡聚糖的材料。②静脉输注免疫球蛋白、白蛋白、凝血因子或血液制品。③链球菌血症。④操作者处理标本时存在污染。⑤多糖类抗癌药物、放化疗造成的黏膜损伤导致食物中的葡聚糖或定植的念珠菌经胃肠道进入血液等也可能造成假阳性。⑥食用菌类，如蘑菇等食物。

（3）要加强真菌培养的意识。对于不明原因的感染或怀疑有真菌感染时，应取深部标本进行真菌培养。具体方法可将标本接种于含氯霉素的沙氏葡萄糖琼脂及显色培养基，分别置 25℃及 37℃培养 48 小时。常见的酵母菌在显色培养基即可报告，鉴定的符合率在 95% 左右。我们的教训也在于临床上考虑真菌感染，但标本仍按细菌培养送检，一定程度上延误了微生物室正确出具报告的时间。

（4）该患儿因合并严重肝损伤，在抗真菌治疗的药物上，我们选择了伏立康唑治疗。伏立康唑的说明书上静脉用药为 7mg/kg、每日 2 次，因此我们根据患者的体重给予 100mg ivgtt q12h 治疗。但口服用药考虑儿童的胃肠通过时间较短，片剂在儿童的吸收可能与成人不同，推荐 200mg、每日 2 次。不过我们考虑到患儿的一般情况、药物的不良反应及经济承受能力等因素，还是按照 100mg、每日 2 次治疗，并予以监测伏立康唑血药浓度，监测血药浓度均在推荐的谷浓度内（1~5.5μg/mL），治疗疗效也证实了我们的选择是正确的。伏立康唑体内代谢呈非线性药代动力学特征，经细胞色素 P450 酶代谢，容易发生药物间相互作用，并且其主要代谢酶 CYP2C19 具有基因多态性，导致不同基因型患者服用相同剂量伏立康唑后血药浓度差异，可能引起药物不良反应增多或者疗效不佳，因此推荐患者在使用伏立康唑时予监测血药浓度。

（5）马尔尼菲青霉菌感染人群多为免疫低下人群，尤其是艾滋病病人多见。该患儿感染上马尔尼菲青霉菌病与其免疫功能不成熟有关。患者入院后经铜蓝蛋白、尿酮等检查发现合并有肝豆状核变性，并经基因检测证实。肝豆状核变性为常染色体隐性遗传性疾病，是先天性铜代谢障碍性疾病。临床上以肝损害、锥体外系症状与角膜色素环等为主要表现。一经诊断就应进行系统治疗，有效防止病情发展，治疗愈早愈好。该患者所幸发现及时，未出现明显脏器损害情况，经饮食控制及葡萄糖酸锌治疗，预后相对良好，目前监测尿酮均正常。

马尔尼菲青霉菌病

马尔尼菲青霉菌病（penicilliosis marneffei，PSM）是由马尔尼菲青霉菌（penicillium marneffe，PM）感染引起的一种少见的深部真菌病。与其他深部真菌病的表现相似，临床上可分为进行性播散型和局限型。本病可发生于健康者，但更多见于免疫缺陷或免疫功能抑制者。该病发病呈明显区域性，高发于东南亚，我国香港、广东、广西、台湾及福建闽南一带均为高发区。

PM是青霉属中唯一的双相型霉菌，在沙氏培养基上25℃培养呈菌丝相，并分泌红色色素，镜下菌丝呈双轮生青霉帚状枝，有4~5个梗基，每个梗基上有表面光滑的分生孢子链；在37℃培养呈酵母相，在沙氏培养基上无色素产生，在显色培养基上可表现为蓝色。镜下见有许多圆形、椭圆型酵母样孢子，分裂繁殖，中央可见一横隔。

PSM临床表现复杂，可侵犯呼吸、消化、皮肤、骨和关节、血液等多个系统，引起发热、畏寒、咳嗽、咳痰、消瘦、乏力、肝脾肿大、全身淋巴结肿大、皮疹、皮下结节或脓肿等症状和相关影像学改变，极易误诊。鉴别诊断需要与结核病、组织胞浆菌病、卡氏肺孢子菌病、淋巴瘤、肺脓肿、肺转移瘤等鉴别。

及时、足量、有效的抗真菌治疗可使PSM长期缓解，两性霉素B仍是目前国内外推荐治疗的首选药，但由于其严重的不良反应，限制了使用。伏立康唑是第二代三唑类广谱抗真菌药，具有广谱、抗菌效力强、安全的特点，但因价格昂贵，临床未能作为一线常规使用药物。体外药敏试验结果显示，PM对伏立康唑有较高的敏感性。国内外文献报道，伏立康唑对马尔尼菲青霉病的治疗有较满意效果，而且患者容易耐受。因此对于因两性霉素B的毒副作用尤其是较严重的肝肾功能损害而不能耐受的马尔尼菲青霉病患者，伏立康唑可考虑作为代替的治疗药物之一。

参考文献

[1]中华医学会感染病学分会艾滋病学组制订.艾滋病诊疗指南第三版[J].中华临床感染病杂志，2015，08（05）：385-401.

[2]张倩影，梁伶，曹存巍，等.两性霉素B和伏立康唑对马尔尼菲青霉菌临床株超微形态影响的研究[J].中华皮肤病杂志，2015（8）.

[3]ODABASI Z, PAETZNICK V L, RODRIGUEZ J R, et al.In vitro activity of anidulafungin against selected clinically important mold isolates[J]. Antimicrob Agents Chemother, 2004, 48（5）: 1912-1915.

[4]SUPPARATPINYO K, SCHLAMM H T.Voriconazole as therapy for systemicPenicillium marneffei infections in AIDS patients[J].Am J Trop Med Hyg, 2007, 77（2）: 350-353.

[5]何浩岚，董永新，蔡卫平，等.伏立康唑与两性霉素B脂质体治疗艾滋病合并播散性马尔尼菲青霉菌病的对照研究[J].热带医学杂志，2011，11（8）：924-926.

（韩荔芬　官升灿）

专家点评

马尔尼菲青霉菌为艾滋病患者常见的机会性感染，近年来在非HIV人群中报道增多。此病具有明显地域性，以东南亚多见。马尔尼菲青霉菌为双相型霉菌。临床上以发热、淋巴结肿大、具有"脐凹"形态的皮疹为特征，可见肝功能损害、多浆膜腔积液。治疗以两性霉素B为首选，伊曲康唑及伏立康唑可作为备选药物。该例患儿严重肝损，故选择伏立康唑，并行伏立康唑血药浓度监测，疗效肯定。

（叶寒辉　陈雅红）

病例 ⑤

全身淋巴结肿大、脾肿大确诊为脾脏非霍奇金惰性T细胞淋巴瘤继发巴贝虫病

内容提要

- 惰性淋巴瘤是一组临床进展相对缓慢的非霍奇金淋巴瘤（NHL），国内发病率相对较低，诊断较为复杂，缺乏有效的治愈方法。

- 本病例病程长，就诊过程曲折，经反复淋巴结活检、骨髓活检等检查均未能明确诊断。

- 由于患者免疫功能缺陷，发现继发巴贝虫病，经治疗后巴贝虫病治愈。但原发病最终仍靠脾切除、脾脏病理检查才得以确诊。

病史摘要

患者男性，28岁，无职业，来自福建省古田县。因"发现全身淋巴结肿大10余年，脾肿大7个月"于2016年1月14日收住入院。门诊拟"淋巴结、脾肿大待查：淋巴瘤？"收住院。发病以来，精神、睡眠、食欲正常，大小便正常，体重无明显增减。

既往史 无特殊。

体格检查 T 36.8℃，营养良好，神志清楚，全身皮肤、黏膜未见皮疹及出血点，全身浅表淋巴结肿大，双侧耳前、耳后、颌下、颈前、颈后、腋窝、腹股沟均可触及，大小不等，约1cm×1cm~3cm×4cm，可活动性，界清，无触痛，无融合。双肺呼吸音清，心率76次/分，律齐，各瓣膜听诊区未闻及病理性杂音。腹部平坦，腹壁软，无压痛、反跳痛，腹部无包块，肝脏未触及，胆囊未触及，墨菲征阴性。脾脏左肋下可触及肿大，Ⅰ线10cm，Ⅱ线13cm，Ⅲ线2.5cm，质软，边缘钝，表面光滑，无触痛。双膝腱反射对称存在，扑翼样震颤阴性，踝阵挛未引出。

入院前辅助检查 2015年6月就诊于福建省古田县医院体检查腹部彩超示：脾肿大，淋巴结肿大。

2015年8月就诊福建医科大学附属协和医院，行左颈部淋巴结活检，

病理示：淋巴结呈反应性增生，以副皮质区增生为主，建议随访。

2015年12月就诊南京军区福州总医院，行左侧腹股沟淋巴结活检，病理示：淋巴结T区反应性增生，请福建省肿瘤医院病理科会诊示：送检淋巴结形态上呈反应性增生，免疫组化示TdT阳性细胞增多且表达T细胞标记，这些细胞沿着被膜下窦和血管周围分布，T淋巴母细胞性淋巴瘤不能除外，结合临床。

2016年1月6日往福建省肿瘤医院查肝功能、肾功能、电解质正常；凝血功能正常；血型B型，RhD阳性；EB病毒DNA阴性；乙肝病毒DNA阴性。乙肝两对半示：HBsAb、HBeAb、HBcAb阳性；丙肝抗体阴性；梅毒抗体阴性；HIV抗体阴性。心电图示：①窦性心律。②轻度电轴右偏。心脏彩超示心脏结构及功能大致正常。骨穿骨髓细胞学检查示大致正常。胸部MDCT示：①双下颈、锁骨区、腋窝、纵隔右肺门淋巴结肿大，考虑淋巴瘤可能性大，转移瘤待排。②双肺未见明显活动性病变。腹部MDCT示：①腹膜后盆腔及双侧腹股沟淋巴结肿大，考虑淋巴瘤可能性大，转移瘤待排。②脾大（16.2cm×6.0cm×16.3cm）。③直肠壁稍增厚，建议结合肠镜检查，考虑"淋巴瘤？"

入院后辅助检查 隐球菌抗原阴性；AFP 2.6ng/mL，CEA 1.3ng/mL；PCT 0.187ng/mL，IL-6 5.12pg/mL；CA125 6.19U/mL，CA153 29.47U/mL，CA199 3.12U/mL。生化全套（35）：TP 83g/L，ALB 48g/L，TBil 14.8μmol/L，ALT 20U/L，AST 15U/L；CRP 3.4mg/L。血常规：WBC $8.02×10^9$/L，NE% 24.5%，LY% 69.6%，NE# $1.97×10^9$/L，LY# $5.58×10^9$/L，Hb 161g/L，PLT $102×10^9$/L。血液疟原虫检查：未找到疟原虫，非恶性疟原虫LDH 阴性，恶性疟原虫LDH 阴性。特定蛋白全套：IgA 5.73g/L，IgG 22g/L，CER 0.608g/L，α1-酸性糖蛋白 1.25g/L。细胞病毒DNA检测（尿液）正常，EB病毒DNA正常，异常红细胞形态检查正常，外送—结核感染T细胞正常。EBV抗体组合（外送），TORCH8项（外送）：巨细胞病毒IgM CMV-M阳性，巨细胞病毒IgG阳性，EB病毒衣壳抗原IgG抗体阳性，EB病毒核抗原IgG抗体阳性，风疹病毒抗体IgG阳性，弓形虫抗体阴性。总IgE（外送）：正常。CD抗原：CD3（相对值）9%，CD4（相对值）4%，CD8（相对值）4%，NK（相对值）2%。电子肠镜示：全结肠未见明显异常。外斐试验（外送）：变形菌OX19 < 1∶40，变形菌OX_K < 1∶40，变形菌OX_2 < 1∶40 阴性。抗ENA提取物全套均阴性；ANA抗体、双链DNA、cANCA、pANCA均阴性。

2016 年 1 月 15 日标本血培养真菌示培养 14 天无真菌生长。

问题 1：该患者该如何进一步明确诊断

患者年轻男性，主要病史特点有：病程呈慢性过程，长达 10 年，全身淋巴结肿大，脾脏肿大明显，偶有发热、乏力等不适。该患者诊断思路应从脾肿大、淋巴结肿大原因待查着手。

引起脾肿大、全身淋巴结肿大的原因有以下几种。

（1）感染性疾病：该患者起病缓慢，急性感染性疾病可以排除，要考虑慢性感染性疾病。可见于慢性病毒性肝炎、慢性血吸虫病、慢性疟疾、黑热病、梅毒等。该患者检查已可排除慢性乙肝、丙肝、EBV 感染、CMV 感染、梅毒、结核、弓形虫病可能。慢性寄生虫感染不能排除，目前疟疾已排除，但是否有黑热病、巴贝虫病可能，还需要进一步检查血液相关明确。追问患者，诉常在河边钓鱼，有被蜱虫叮咬史，会不会是蜱虫相关性寄生虫病如巴贝虫病？

（2）非感染性疾病：①血液病。该患者起病缓慢，血常规无特殊异常，急慢性白血病、慢性溶血性贫血等可排除。从临床特点及影像学检查来看，所有的指向均高度怀疑淋巴瘤可能。但外院多次外周淋巴结活检病理仅提示淋巴结呈反应性增生，虽福建省肿瘤医院病理科会诊意见示：送检淋巴结形态上呈反应性增生，免疫组化示 TdT 阳性细胞增多且表达 T 细胞标记，这些细胞沿着被膜下窦和血管周围分布，T 淋巴母细胞性淋巴瘤不能除外，仍不能确诊淋巴瘤。②自身免疫性疾病。如系统性红斑狼疮、皮肌炎、结节性多动脉炎、幼年类风湿关节炎（Still 病）病等。患者无关节疼痛、皮疹、肾损害等相关表现，查自身免疫相关检查均阴性，可能性小。③其他像淤血所致的脾肿大，一般会有心脏相关症状和疾患，很少引起淋巴结肿大，可以排除。

患者目前原因未明，作为感染科医生，首先还是要排除慢性感染性疾病可能，因此与检验科联系送检外周血涂片排除寄生虫病。

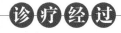

经检验科资深医师详细对外周血中涂片镜检检查，发现了疑似巴贝虫。

为进一步明确病原诊断，遂抽取患者全血送上海复旦大学医学院病原虫研究室进行核酸检测。经检测检出该核酸序列99%与田鼠巴贝虫核酸序列类似，考虑田鼠巴贝虫感染。遂确诊巴贝虫感染。

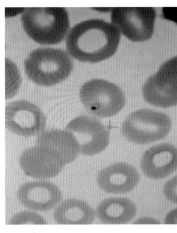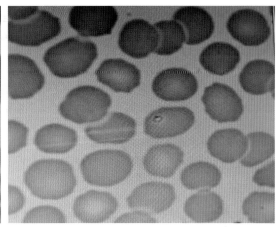

血涂片发现疑似巴贝虫环状体

治疗上最初给予克林霉素联合青蒿琥酯抗巴贝虫治疗10天，但复查患者血涂片仍找到巴贝虫。遂联系了马来西亚方面购置了马拉龙（malarone，阿托伐醌和氯胍盐酸盐的混合物）。经阿奇霉素＋马拉龙联合治疗7天后复查血涂片阴性，血液中巴贝虫核酸检测阴性后继续延长疗程2周后停药。

但患者在巴贝虫病治愈后，随访发现患者全身淋巴结肿大及脾肿大并未改善。是否还有其他基础疾病，目前淋巴瘤仍不能完全排除，因此建议患者到综合医院血液科进一步就诊。

后续诊疗过程

2016年7月26日患者再次就诊福建医科大学附属协和医院基本外科，此次患者除了全身淋巴结肿大及脾肿大，仍无其他不适。在协和住院期间，行脾脏切除术。术后脾脏病理提示：脾脏结构破坏，白髓减少，红髓髓索及髓窦内可见较多小～中等大小淋巴细胞浸润，轻度异型，细胞圆形、椭圆形、稍不规则，染色质略深，未见核仁。上述改变呈脾脏非霍奇金惰性细胞毒性T细胞淋巴瘤/白血病，建议流式细胞学检查。（脾门及脾动脉旁）淋巴结内可见上述肿瘤细胞浸润。副脾。

免疫组化结果

脾：T 细胞 CD3、CD5、CD2、CD7 阳性，CD4 阳性细胞少于 CD8 阳性，T1A-1、粒酶 B、CD56、TCRαβ、TCRγδ 阴性，Ki67 10% 阳性，CD21FDC 网阳性，背景 B 细胞 CD20 阳性。

脾门淋巴结：CD21、CD23FDC 网阳性，CD20、Pax-5 灶性阳性，CD3、CD5 阳性，TdT 阴性，MPO 散在阳性，生发中心（Bcl-6、CD10 阳性，Bcl-2 阴性），Ki67 10%~20% 阳性，CyclinD-1 阴性。

这一份手术切除的脾脏病理标本送至首都医科大学附属北京友谊医院病理科、北京市临床医学研究所淋巴瘤诊断研究中心会诊，会诊意见如下。

镜下所见　脾脏结构破坏，白髓减少，红髓髓索及髓窦内可见较多小~中等大小淋巴细胞浸润，轻度异型，细胞圆形、椭圆形、稍不规则，染色质略深，未见核仁。

免疫组化　福建医科大学附属协和医院病理科：（16-30819-12）CD21、CD23FDC 网阳性，CD20 灶性阳性，CD3、CD5 阳性，TdT 阴性，Pax-5 灶性阳性，MPO 散在阳性，Bcl-2 生发中心阴性，Ki67+10%~20%，CD10、Bcl-6 生发中心 +，CyclinD-1 阴性。北京友谊医院病理科：CD3+、CD20-、CD21FDC 网阳性，Ki67+10%，CD5+，CD2+，CD7+，CD4-/+，CD4 阳性细胞少于 CD8+，TIA-1、GrB-、CD56-、TCRαβ-，TCRγδ-。EBER 原位杂交 - 脾脏非霍奇金惰性细胞毒性 T 细胞淋巴瘤 / 白血病。

最后诊断　脾脏非霍奇金惰性细胞毒性 T 细胞淋巴瘤 / 白血病并巴贝虫感染。

问题 2：该病例给我们的思考

（1）淋巴瘤临床表现多样，部分病例最终诊断需要依靠多次组织活检才能确诊。该患者年轻男性，全身淋巴结肿大 10 余年，脾肿大 7 个月，经过多家医院诊治，过程波折，最终依靠脾切除才能确定诊断：脾脏非霍奇金惰性细胞毒性 T 细胞淋巴瘤 / 白血病。脾脏有可能是淋巴瘤的原发病灶，因此对于临床上不明原因的脾肿大患者，脾切除病理检查可能是一种办法。

（2）福建闽北山区一带有巴贝虫感染病例报道，临床上若发现不明原因脾肿大患者，如有相应的流行病学资料（包括蜱虫叮咬史）等，可以考虑外周血涂片行巴贝虫检查。

（3）因检验师经验参差不齐，同时巴贝虫在正常人体内的虫血症密度一般很低，镜下很难观察到虫体，因此需要借助敏感性更高不依赖虫体观察的分子核酸扩增技术来协助明确诊断。

（4）一般情况下我们用一元论来解释患者病情。但在已知疾病治愈情况下，如在病情随访过程中发现患者病症并未缓解，作为临床医生应提高警惕，通过进一步诊疗，来发现未发现的疾病，以免漏诊，延误患者的病情。

巴贝虫病

巴贝虫病是经蜱和输血传播的重要动物源性人兽共患血液原虫病，在世界各地流行，死亡率高。可感染人的巴贝虫主要包括田鼠巴贝虫（Babesia microti）、分歧巴贝虫（Babesia divergens）、维氏巴贝虫（Babesia venatorum）、邓氏巴贝虫（Babesia duncani）等。

一、临床表现

巴贝虫病临床表现主要取决于感染者自身免疫状况及感染的巴贝虫种类。

1. 轻型　巴贝虫感染者可能仅表现为低热或是体温正常，略感疲惫和不适、轻微头痛、乏力、食欲下降等。

2. 中型　表现为高热，达 39~40℃，寒战、头痛、肌痛。同时表现有精神恍惚、意志消沉，恶心、呕吐症状；脾脏出现肿大，淋巴结无异常。

3. 重型　可出现溶血性贫血，伴有黄疸、血红蛋白尿及肾功能障碍等。重型感染个体在发病后 5~8 天内死亡。

常见并发症有血压不稳定或低血压、溶血性贫血、血小板减少症以及多器官损伤等。

二、诊断

目前用于巴贝虫病的实验室诊断方法主要包括涂片染色观察法、动物接种分离法、血清学检测法以及分子生物学法。

采取受检者外周血进行厚薄血片染色观察是巴贝虫病诊断标准。巴贝虫与恶性疟的环状体相似，但具有明显自己的特征：巴贝虫呈圆形、梨形、杆形、环形、椭圆形、逗点形和变形虫样等多种形态，能形成空泡，不产生疟色素。

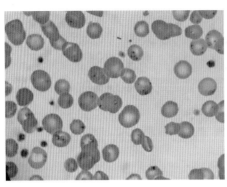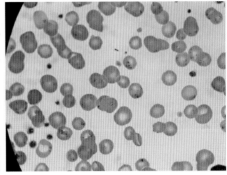

血涂片发现高密度巴贝虫

　　巴贝虫在正常人体内的虫血症密度一般很低，镜下很难观察到虫体，因此需要敏感性更高不依赖虫体观察的诊断技术，分子生物学中的核酸扩增技术可以实现这种诊断。

三、治疗

　　1.抗病原治疗　　主要采用联合用药疗法。对于微小田鼠巴贝虫和分歧巴贝虫在《桑福德抗微生物治疗指南》44版提出，对于轻/中度病变：阿托伐醌750mg口服每天2次＋阿奇霉素500mg口服第一天，然后250~1000mg口服每天1次×7~10天。如果复发，治疗6周，并且血涂片转阴后2周。重度巴贝虫病：（克林霉素600mg口服每天3次）＋（奎宁 650mg po tid）×7~10天。成人可予克林霉素1.2静脉注射每天2次。注意副作用如低血压以及听力下降。儿童服用总剂量为奎宁25mg/kg、克林霉素20~40mg/kg，分3次口服。在无脾患者可引起致死性感染，因此对于免疫功能不全者，治疗6周或以上。巴贝虫病在治疗停止后易复发，因此治疗结束后的一年内需注意复查。

　　2.换血疗法　　红细胞置换术。

　　3.对症治疗　　有高热者予以解热、镇痛处理，有明显溶血者可予输血。注意休息、饮食。

参考文献

　　[1] VANNIER E, GEWURZ B E, KRAUSE P J.Human babesiosis［J］.Infect Dis Clin North Am, 2008, 22（3）：469-488 viii-ix.

[2] WORMSER G P, DATTWYLER R J, SHAPIRO E D, et al.The clinical assessment, treatment, and prevention of Lyme disease, humangranulocytic anaplasmosis, and babesiosis: clinical practice guidelines by the infectious Diseases Society of America [J].Clin Infect Dis, 2006, 43（9）: 1089-1134.

[3]JAY P.SANFORD.热病——桑福德抗微生物治疗指南(新译第44版)[M]. 北京: 中国协和医科大学出版社, 2014: 144.

（郑　玲　韩荔芬　黎　环）

专家点评

　　该例患者多次组织活检后确诊非霍奇金惰性细胞毒性T细胞淋巴瘤，并行外周血中涂片镜检，发现了疑似巴贝虫，通过核酸检测，考虑田鼠巴贝虫感染。血液涂片镜下很难观察到虫体，需要有经验的检验医师。目前分子生物学中的核酸扩增技术可以早期快速准确诊断。对于考虑存在感染且病原不明的病人，考虑行二代测序技术高通量病原学检测以期尽早明确诊断。

（叶寒辉　陈雅红）

病例 ⑥

由导管相关性血流感染导致的严重脓毒症

内 容 提 要

◉ 随着医学的发展，内科侵入性的操作在临床上的比例日渐增加，由此带来的导管相关血流感染的比例也在增加，及时诊断并处理导管相关性血管感染对于控制患者的病情，改善预后非常重要。

◉ 本例患者有糖尿病、高血压病及肾衰竭，并已行血液透析治疗，由于基础病的因素，免疫力差，护理不到位，并发了透析导管相关的感染，所幸及时发现并采取了正确的治疗措施，患者转危为安。

病 史 摘 要

患者女性，62岁，福州人，以"发热、右下肢痛2天"为主诉，于2015年1月29日入院。入院前2天出现发热，体温最高升至38.2℃，伴畏冷，无寒战，并感右下肢痛，右侧腹股沟处更为明显，行走困难；乏力、食欲减退，食量减少至平常的3/5，未及时诊治，症状持续，就诊我院拟行血透治疗时发现右股静脉置管处红肿化脓而收住院。

10余年前于当地医院体检发现"2型糖尿病"，予胰岛素治疗至今，空腹血糖在9~10mmol/L（具体不详）。8年前发现血压高，最高220/90mmHg，无头晕、头痛，当地医院诊断"高血压病"予氨氯地平等治疗（具体不详），血压在160~170/50~60mmHg。1月前因尿量减少，于外院查肾功能异常，肌酐最高升至725μmol/L；入院前10余天本地某医院诊断"慢性肾功能不全"已予行血透3次（2015年1月24日最后一次）。

既往史 2年前因"脑梗死"于当地医院治疗后无后遗症。

入院体格检查 T 37.3℃，P 90次/分，R 20次/分，BP 138/74mmHg。神志尚清楚，稍烦躁，对答切题，肥胖外观；皮肤、巩膜无黄染。右侧腹股沟见一留置血液透析管，管口周围见渗血、化脓，有触痛。上牙龈正中见一表面白色肿物，约2cm×2cm大小，边缘清楚，无触痛，质软。会阴部皮肤见一绿豆大小脓点。颈软，无抵抗，双肺呼吸音低，未闻及干、湿性啰音，心脏各瓣膜听诊区未闻及杂音。腹平软，腹壁静脉无曲张，全腹无压痛及反跳痛，肝脾肋下未触及。肝区无叩击痛，双肾区无叩击痛，腹部移动性浊音阴性。双膝腱反射对称存在，扑翼样震颤阴性，踝阵挛未引出。

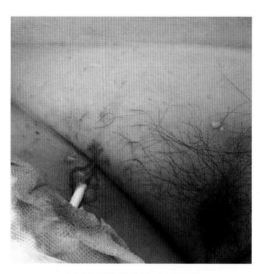

右侧腹股沟留置血液透析管

辅助检查 入院后查全程 CRP：hs-CRP > 5.0mg/L，CRP > 200mg/L。血常规：WBC 21.00×10^9/L，NE% 85.63%，WBC 2.75×10^{12}/L，Hb 83.00g/L，PLT 346.00×10^9/L；PCT 1.64ng/mL。血浆乳酸测定 1.41mmol/L。血气分析：PH 7.437，PCO_2 32mmHg，PO_2 86mmHg，HCO_3 21.6mol/L，BE -3mmol/L，GLU 222mg/dL，Na 125mmol/L，K 3.5mmol/L，Hb 6.8g/dL。生化全套：ALB 32g/L，AST 12U/L，CK 184U/L，LDH 247U/L，Na 127.0mmol/L，Cl 90mmol/L，Ca 1.89mmol/L，UREA 14.7mmol/L，CRE 652μmol/L，UA 468μmol/L，GLU 11.24mmol/L，TG 1.76mmol/L，CHOL 6.74mmol/L，LDL 3.88mmol/L，APOB 1.19g/L，Fe 1.0μmol/L，HBDH 195U/L，AG 17.7。凝血功能5项：D-二聚体 1743ng/mL，PT 13.8 秒，PTA 91%，FIB 7.19g/L，TT 22.6 秒；cTnI：hs-cTnI < 0.01μg/L，NT-proBNP 4979pg/mL。彩超：肝内回声粗，请结合临床，胆囊壁毛糙，未见腹水。心电图：左心室高电压，多导联 ST-T 改变。肺部 CT（104155）：①双肺感染。②纵隔淋巴结钙化。③双侧胸腔少量积液，心包少许积液。④主动脉硬化。颅脑 CT：①左侧基底节区 - 侧脑室旁、左侧小脑半球低密度影，较前大致相仿。②脑萎缩。上腹部 CT：①肝脏平扫

未见明显占位性病变，建议必要时增强扫描。②胆囊偏小，壁增厚。③双肾周脂肪间隙稍模糊，详情请结合临床。心脏彩超：左心增大，室间隔增厚，左心室松弛减退，LVEF 值正常，轻度肺动脉高压。

问题：该患者目前最主要诊断考虑什么？需进行哪些检查协助诊断

患者为老年女性，有糖尿病、高血压、慢性肾功能不全病史，机体免疫力差，右股静脉留置血液透析导管 10 余天，置管后自行于家中，无专业护理，入院前 2 天出现发热、右下肢痛。查体右侧腹股沟见深静脉置管处管口周围见渗血、化脓，有触痛；会阴部皮肤见一绿豆大小脓点，查血炎症指标明显升高，结合肺 CT 等提示，故可目前考虑诊断导管相关性血流感染、脓毒症（革兰阳性菌、革兰阴性菌、真菌可能）；肺部感染，尿毒症，高血压病，2 型糖尿病。

（1）需及时行外周血培养、拔除深静脉导管进行导管尖端培养以及脓液培养，鉴定致病菌。

（2）需注意复行头颅、肺部、腹部、心脏等影像学检查以明确是否有迁徙性病灶或心脏瓣膜是否有赘生物，复行血常规、CRP、PCT 等检查以了解炎症控制情况。

诊疗经过

入院后根据患者的病史、症状、体征考虑：导管相关血流感染，金黄色葡萄球菌脓毒症可能性大，但不排除其他细菌感染或混合感染的可能，立即拔除右股静脉留置的血透导管并导管尖端培养、血培养。同时按肌酐清除率给予万古霉素联合美罗培南抗感染治疗同时对症支持，给氧 4L/min，严格控制血糖 8~10mmol/L，保护心肺功能，维持内环境稳定，行 CRRT、加强局部脓肿处理（局部脓肿切开引流）；肠内营养，保证足够热卡供给。

治疗后 48 小时后患者出现嗜睡，仍持续高热，体温最高 39.6℃，复行血常规（五分类）：WBC 19.18 × 10⁹/L，NE% 86.80%，Hb 68.00g/L，PLT 146.00 × 10⁹/L；UREA 2.1mmol/L，CRE 165μmol/L。血培养及导管尖端培养：金黄色葡萄球菌，药敏试验提示对青霉素耐药，万古霉素敏感（MIC 0.5）。由于其有肾功能不全，故在使用万古霉素第 4 剂前半小时留取血样查万古霉素浓度 11.3μg/mL，根据血药浓度将万古霉素加量至 0.5 q8h 加强抗感染，同时改美罗培南为头孢哌酮舒巴坦静滴，继续 CRRT 等治疗。入院第 4 天，患者仍呈嗜睡状态，体温最高 38.8℃，查体双肺呼吸音低，可闻及干、湿性啰音较前增多。万古霉素浓度测定 17μg/mL；已达治疗浓度。复查血气分析：PH 7.40，PCO$_2$ 43.7mmHg，PO$_2$ 59mmHg，HCO$_3$ 27mol/L，BE 2mmol/L，GLU 183mg/dL，Na 140mmol/L，K 3.6mmol/L，Hb 6.1g/dL。因已经给予联合广谱抗感染治疗，考虑到患者尿毒症晚期，合并有糖尿病且卧床，故加用氟康唑预防真菌感染。经治疗，其体温逐渐下降。入院第 6 天患者虽仍呈嗜睡状态，但体温已正常。复查血气分析：PH 7.501，PCO$_2$ 33.9mmHg，PO$_2$ 60mmHg，HCO$_3$ 26.5mol/L，BE 3mmol/L，GLU 152mg/dL，Na 137mmol/L，K 4.1mmol/L，Hb 6.5g/dL。血常规：WBC 11.46 × 10^9/L，NE% 84.70%，Hb 67.00g/L，PLT 114.00 × 10^9/L。肾功能：UREA 2.0mmol/L，CRE 112μmol/L。继续原方案治疗至第 10 天，患者神志转清楚，但体温最高 37.9℃，复查血常规：WBC 10.99 × 10^9/L，NE% 78.70%，NE# 8.64 × 10^9/L，Hb 61.00g/L，PLT 59.00 × 10^9/L。肾功能：UREA 1.8mmol/L，CRE 130μmol/L，病情总体稳定，转出 ICU。

导管相关血流感染

导管相关血流感染（CRBSI）是指留置血管内装置的患者出现菌血症，经过外周静脉抽取血液培养至少一次结果阳性，同时伴有感染的临床表现，且除导管外无其他明确的血行感染源。在明确血管内导管相关血行感染时，应注意区别感染是直接源于导管，还是因为其他感染部位导致的血行感染。因为有些菌血症导致的 BSIs 是继发于手术切口感染、腹腔内感染、院内获得性肺炎、泌尿系统感染等，故导管相关的血行感染仅限于导管感染导致的血行感染，能够排除其他部位感染，且导管尖端培养与血培养为同一致病菌，但目前临床实际过程中两者较难区分。导管相关血行感染不仅与导管类型有关，还与医院规模、置管位置及导管留置时间有关。各种类型导管的血行感染发生率不同，以千导管留置日统计，为（2.9~11.3）/1000 导管日。血行感染发生率较高的分别为切开留置的周围静脉导管及带钢针的周围静脉导管，而经皮下置入静脉输液港及中长周围静脉导管的感染发生率较低；以导管感染发生率来计算，长期留置隧道式带套囊透析导管发生感染率最高，周围静脉留置针发生感染率最低。革兰阳性菌是最主要的病原体，常见的致病菌有表皮葡萄球菌、凝固酶阴性葡萄球菌、金黄色葡萄球菌、肠球菌等。表皮葡萄球菌感染主要是由于皮肤污染引起，约占导管相关血行感染的30%，金黄色葡萄球菌曾是CRBSI最常见的病原菌，目前约占院内血行感染的13.4%，而耐万古霉素肠球菌（vancomycin resistant enterococcus，VRE）感染的发生率也在增加。其他的致病菌有铜绿假单胞菌、嗜麦芽窄食单胞菌、鲍曼不动杆菌等，放射性土壤杆菌也有报道。铜绿假单胞菌和阴沟杆菌在大面积烧伤病人中比较多见。随着广谱抗生素应用日趋广泛，真菌在院内血行感染中的比例越来越高。白色念珠菌是常见的病原体，念珠菌引起的血行感染发生率为5.8%。长期接受全肠外营养的病人，念珠菌感染的发生率也会增加，在骨髓移植病人中可达11%。免疫功能低下病人尤其是器官移植后接受免疫抑制治疗者，还可发生曲霉菌感染。

导管相关血流感染诊断标准（确诊具备下述任一项，即可证明导管为感染来源）：①有1次半定量导管培养阳性（每导管节段≥15CFU）或定量导管培养阳性（每导管节段≥1000CFU），同时外周静脉血也培养阳性并与导管节段为同一微生物。②从导管和外周静脉同时抽血做定量血培养，两者（导管血：外周血）菌落计数比为95：1。③从中心静脉导管和外周静脉同时抽血做定性血培养，中心静脉导管血培养阳性出现时间比外周血培养阳性至少早2小时。④外周血和导管出口部位脓液培养均阳性，并为同一株微生物。

脓毒症定义：脓毒症是感染引起的失调的宿主反应导致危及生命的器官功能障碍。器官功能障碍可由感染引起的SOFA评分急性改变≥2。目前对脓毒症治疗推荐意见：在识别脓毒症或脓毒性休克后，推荐在1小时内尽快静脉给予抗生素治疗；对于脓毒症或脓毒性休克患者，推荐使用一种或者更多的抗生素进行经验性的广谱治疗，以期覆盖所有可能的病原体，包括细菌及可能的真菌或者病毒；推荐一旦确认病原微生物并获得药敏结果和（或）临床情况已充分改善，需要缩小经验性抗生素治疗的范围。

金黄色葡萄球菌导致的导管相关感染，一般在拔除导管后必须使用敏感抗生素治疗14天。有研究显示，与疗程＞14天比较，≤14天病人病死率明显增高。甲氧西林敏感的金黄色葡萄球菌（methicillin—sensitivestaphylococcus aureus，MSSA）导致的导管相关感染，应根据药敏选择耐酶的青霉素或头孢菌素。有研究显示，耐酶的青霉素对细菌的清除优于万古霉素。MRSA 导致的导管相关感染，以及病原学为 MSSA，当病人对于 β 内酰胺类药物严重过敏时，可选择糖肽类抗生素药物或利奈唑胺。存在肾功能损害或肾损伤危险因素的病人，应用万古霉素治疗时，若有条件应定期检测血药浓度，指导药物剂量的调整。金黄色葡萄球菌引起的导管相关感染，抗生素药物治疗至少 2 周。

目前针对耐甲氧西林金黄色葡萄球菌感染防治专家共识：金黄色葡萄球菌占血流感染的 6.8%，其中 MRSA 分离率为 51.2%。随着静脉导管、人工装置和外科手术的增多，葡萄球菌已经成为感染性心内膜炎最常见的病原体。万古霉素治疗 MRSA 菌血症效果优于替考拉宁。达托霉素治疗葡萄球菌菌血症及感染性心内膜炎与万古霉素疗效相当，达托霉素的耐药率为 5%，但肾脏毒性较万古霉素少。建议应用糖肽类或利耐唑胺治疗 MRSA 菌血症，疗程至少 14 天。并发感染性心内膜炎或具有发生感染性心内膜炎高危因素者应延长疗程至 6 周。经食管超声心动图检查对于评估病情有重要意义。利奈唑胺疗程一般不超过 4 周，如需延长疗程需注意其不良反应。达托霉素可以作为万古霉素的替代选择。

血液透析或血液超滤患者给药方案：高通量血液透析能够清除万古霉素，连续 4 小时血液透析可以清除 10%~60% 的所用药物。同样连续血液超滤也能清除万古霉素，如连续 12 小时静脉－静脉血液透析（CVVHD）可以清除 55% 的给药剂量，因此接受血液透析或滤过的患者最好能结合监测血药浓度进行给药剂量的调整，使血药谷浓度维持在 15mg/L。低通量血液透析对万古霉素清除很少，给药剂量为 15~20 mg/kg，每周 1 次；但高通量血液透析能清除约 30% 的万古霉素，给药剂量为负荷剂量 15~20 mg/kg，每次透析结束后给予 500 mg 维持剂量。连续性肾脏替代治疗（如持续静脉－静脉血液透析/持续静脉－静脉血液透析滤过/持续缓慢低效血液透析）对万古霉素的清除要远高于普通透析，如连续 12 小时持续静脉－静脉血液透析可以清除 55%，给药剂量为 15~20mg/kg，每 24 小时追加 500 mg 或每 48 小时追加 1500mg 维持。

美国感染病协会和美国医院药师学会仅对以下人群推荐进行血药谷浓度监测：①应用大剂量万古霉素来维持其血药谷浓度在 15~20mg/L，并且推荐疗程较长的患者。②肾功能减退、老年患者、新生儿等特殊群体。③联合使用其他耳、肾不良反应药物的患者。

导管相关血流感染预防相当重要，预防重于治疗。从准备留置导管开始就要评估是否有置管的必要性，选择合适的部位留置导管，置管过程中严格遵守无菌原则，置管后各项输液、操作均要严格遵守无菌原则，每日评估是否可以拔管。本例患者选择留置股静脉而且留置后没有专业的护理是导致感染的重要原因，应引以为戒。患者入院后立即予以拔除导管、局部切开引流、导管尖端培养、血培养等正确处理，这些都为后续治疗的成功奠定了基础。

脓毒症经验性抢先治疗是关键。根据病史、临床症状、体征及时对病情进行评估判断，经验性合理选择抗生素给予抢先治疗。针对该患者合理使用万古霉素是治疗成功的保证，因该患者是老年女性、尿毒症晚期，同时行 CRRT 治疗，故有必要监测血药浓度并根据血药浓度及时调整万古霉素治疗剂量，在保证治疗效果的同时又避免毒副作用。另外即使是对万古霉素敏感的 MRSA 感染，使用万古霉素治疗，患者症状体征的改善也可能需要 3~5 天时间。此外，该患者的基础治疗如护理、营养、CRRT、控制血糖等在救治过程中均起到重要作用。

如果能针对该患者开展血、导管尖端的定量或半定量培养，报告导管尖端与血培养的报警时间差对本例的诊断可能会锦上添花。

参考文献

［1］方强.血管内导管相关感染的预防与治疗指南（2007）［J］.中华急诊医学杂志，2008，（06）:597-605.

［2］2016 年脓毒症与脓毒性休克处理国际指南.中华急诊医学杂志，2017，03（26）：263.

［3］耐甲氧西林金黄色葡萄球菌感染防治专家共识.耐甲氧西林金黄色葡萄球菌感染防治专家委员会.中华实验和临床感染病杂志（电子版），2010，04（2），215-223.

［4］万古霉素临床应用中国专家共识 2011 版.中国新药与临床杂志，2011，30（8）：561-573.

［5］2014SHEA/IDSA 实践建议：急重症医疗机构中心静脉导管相关的血流感染的预防.

（刘宝荣）

专家点评

  该病例为老年女性，糖尿病基础，慢性肾功能不全定期行血液透析，留置导管后出现局部破溃、高热，血培养"金黄色葡萄球菌"，药敏提示对万古霉素敏感，并在治疗过程中监测万古霉素谷浓度大于 10mg/L。医院内血流感染的病原菌以革兰阳性菌为主，主要为凝固酶阴性葡萄球菌、金黄色葡萄球菌、肠球菌属等。使用万古霉素建议监测谷浓度并使其维持在 15~20mg/L。对于肾功能不全的患者，使用万古霉素前需评估肾功能，并根据肾功能调整给药剂量。

（叶寒辉 陈雅红）

缩 略 词

A

anti-HCV：丙肝抗体

anti-HIV：人类免疫缺陷病毒抗体

AFP：甲胎蛋白

ALB：白蛋白

ALT：谷丙转氨酶 / 丙氨酸氨基转移酶

AST：谷草转氨酶 / 天冬氨酸氨基转移酶

AKP/ALP：碱性磷酸酶

APTT：活化部分凝血活酶时间

AMI：急性心肌梗死

AFP：甲胎蛋白

A/G：白蛋白 / 球蛋白

ASO：抗链球菌溶血素

ANA：抗核抗体

ASMA：抗平滑肌抗体

AMA：抗线粒体抗体

AIH：自身免疫性肝炎

ALF：急性肝衰竭

ADA：腺苷脱氨酶

Apgar 评分：新生儿评分

AIP：急性间歇性血卟啉病

AIH：自身免疫性肝炎

APRI 评分：天冬氨酸氨基转移酶（AST）和血小板（PLT）比率指数

A1AT：α1 - 抗胰蛋白酶

AOSD：成人 Still 病

AMY：淀粉酶

APOB：载脂蛋白 B

AG：阴离子间隙

B

BNP：B 型脑钠肽

BP：血压

BMI：体质指数

BIL：胆红素

BLD：尿隐血

BE：碱剩余

C

CMV：巨细胞病毒

CRP：C 反应蛋白

CT：计算机 X 线断层扫描技术

CTA：CT 血管造影

CRRT：连续性肾脏替代治疗

CK：肌酸激酶

CK-MB：肌酸激酶同工酶

CH/CHOL：总胆固醇

CHE：胆碱酯酶

COPD：慢性阻塞性肺疾病

CEA：癌胚抗原

CER：铜蓝蛋白

Crigler-Najjar 综合征：先天性葡萄糖醛酸转移酶缺乏症

CA153：糖类抗原 153

cTnI：肌钙蛋白 I

CDC：疾病预防控制中心

CRE：肌酐

CFU：菌落形成单位

D

DBil：直接胆红素

D-PAS：糖原染色

E

EF：射血分数

EO：嗜酸粒细胞百分比

EO#：嗜酸粒细胞计数

EBV：EB 病毒

EPO：促红细胞生成素

ESR：血沉

F

fT3：血清游离三碘甲腺原氨酸（游离 T3）

fT4：血清游离甲状腺素

FIB：纤维蛋白原

G

GLB：球蛋白

GGT：谷氨酰转移酶

Gilbert 综合征：先天性非溶血性黄疸

GLU：血糖

G1P1：一次怀孕一次分娩

GR：粒细胞

G 试验：1，3-β-D 葡聚糖检测

GM 试验：半乳甘露聚糖抗原检测

GLO：球蛋白

G+：革兰阳性菌

G-：革兰阴性菌

H

Hb：血红蛋白

hs-cTnI：高敏（超敏）肌钙蛋白

HBsAb：乙肝表面抗体

HBsAg：乙肝表面抗原

HBcAb：乙肝核心抗体

HAV：甲型肝炎病毒

HBV：乙型肝炎病毒

HCV：丙型肝炎病毒

HDV：丁型肝炎病毒

HEV：戊型肝炎病毒

HIV：人类免疫缺陷病毒

HH：缺氧性肝炎

HE 染色：苏木精 - 伊红染色

HOMA-IR：胰岛素抵抗指数稳态模型评估法

HBDH：羟基丁酸脱氢酶

HR：心率

hs-CRP：超敏 C 反应蛋白

I

IL-6：白细胞介素 6

IL：白细胞介素

IgG：免疫球蛋白 G

INR：国际标准化（凝血酶原时间）比值

IBil：间接胆红素

Iv．静脉推注

IVC：下腔静脉

Ivgtt：静脉滴注

ICU：重症监护病房

K

K：钾

K-F 环：肾损害及角膜色素环

L

LDH：乳酸脱氢酶

LY：淋巴细胞百分比

LY#：淋巴细胞计数

LKM：抗肝肾微粒体抗体

LC-1：抗肝细胞胞浆抗原 1 型抗体

LPS：脂肪酶

LDL：低密度脂蛋白

M

MR：磁共振

MRCP：磁共振胰胆管造影

Masson 染色：胶原纤维染色

MONO：单核细胞计数

Murphy 征：胆囊触痛征

N

N：中性粒细胞

NE：中性粒细胞百分比

NE#：中性粒细胞计数

NSAIDs：非甾体抗炎药

NASH：非酒精性脂肪性肝炎

NK 细胞：自然杀伤细胞

NT-proBNP：N 末端脑钠肽前体

P

PCT：降钙素原

PE：藻红蛋白血浆置换

PT：凝血酶原时间

PTA：凝血酶原活动度

PH：氢离子浓度指数

PLT：血小板

P：脉搏

PO_2：氧分压

PCO_2：二氧化碳分压

PBC：原发性胆汁性肝硬化

PSC：原发性硬化性胆管炎

PAS：糖原染色

PPD 试验：结核菌素试验

PRO-BNP：B 型钠尿肽前体

PaO_2：动脉氧分压

Q

Qd：每天一次

Qid：每日 4 次

R

RPR：梅毒血清实验

R：呼吸

γ-GT：谷酰转肽酶

RF：类风湿因子

Rotor 综合征：遗传性结合胆红素增高 II 型

RBC：红细胞计数

S

SBil：血清胆红素

ST：立即

SLA/LP：抗可溶性肝抗原抗体

SALF：亚急性肝衰竭

SMA：脊髓性肌萎缩症

SF：血清铁蛋白

SpO_2：氧饱和度

T

Tsh：促甲状腺激素

T3：三碘甲状原氨酸

T4：甲状腺素

TRF：转铁蛋白

TBil：总胆红素

TB：结核病

TBA：总胆汁酸

T：体温

TT：凝血酶时间

TT3：总三碘甲状腺原氨酸

TT4：血清总甲状腺素

TG：三酰甘油

TC/ TCHO：总胆固醇

TORCH：可导致先天性宫内感染及围产期感染而引起围生儿畸形的病原微生物的英文名称缩写。T 是弓形虫，O 是其他病原微生物，R 是风疹病毒，C 是巨细胞病毒，H 是单纯疱疹 I/II 型。

U

UA：血尿酸

UREA：尿素

W

WBC：白细胞

Wilson 病：肝豆状核变性

Wt：体重

WHO：世界卫生组织

γ-GT：γ-谷氨酰转肽酶